实用中医保健丛书

内分泌病中医保健

总主编 刘健

主　编　王　欢　鲍陶陶　方朝晖　石国斌
编　委　牛云飞　丁　雷　舒仪琼　倪英群　陆瑞敏　王利娜　杨君平　吴吉萍　刘　剑　袁爱红

时代出版传媒股份有限公司
安徽科学技术出版社

图书在版编目(CIP)数据

内分泌病中医保健/王欢,鲍陶陶,方朝晖主编. —合肥:安徽科学技术出版社,2014.1(2025.6 重印)
(实用中医保健丛书/刘健总主编)
ISBN 978-7-5337-6070-0

Ⅰ.①内… Ⅱ.①王…②鲍…③方… Ⅲ.①内分泌病-中医治疗法 Ⅳ.①R259.8

中国版本图书馆 CIP 数据核字(2013)第 162744 号

内分泌病中医保健 主编 王 欢 鲍陶陶 方朝晖

出 版 人:王筱文 选题策划:吴 玲 责任编辑:吴 玲
责任校对:程 苗 责任印制:梁东兵 封面设计:武 迪
出版发行:安徽科学技术出版社 http://www.ahstp.net
(合肥市政务文化新区翡翠路 1118 号出版传媒广场,邮编:230071)
电话:(0551)63533330
印 制:河北晔盛亚印刷有限公司 电话:15811513201
(如发现印装质量问题,影响阅读,请与印刷厂商联系调换)

开本:710×1010 1/16 印张:13.25 字数:196 千
版次:2014 年 1 月第 1 版 2025 年 6 月第 3 次印刷

ISBN 978-7-5337-6070-0 定价:75.00 元

序

健康是人类的第一财富。随着社会经济和文化的发展，人们对健康的认识和追求达到了前所未有的高度。日常生活中，越来越多的人渴望从饮食、起居、运动和心理等方面来防治疾病，以求健康长寿。中医药知识是促进人类健康的卫士，掌握一定的中医药知识可以更好地把握家庭成员的健康状况，当家庭成员健康出现问题的时候能够自行做出准确的判断。

有责任感的当代中医医务工作者有义务向广大群众提供科学、系统、准确、实用和通俗的中医药卫生保健知识，让广大读者去了解祖国传统医学宝库中的保健知识精髓，帮助读者了解疾病的发生、发展、诊断、治疗、护理和调养的知识，使他们能自觉预防疾病的发生，即使患病，也能做到心中有数，及早诊治，配合医生战胜疾病。

安徽中医药大学第一附属医院刘健教授正是本着这种精神，带领临床一线医师精心编写了这套《实用中医保健丛书》，它以通俗的语言，介绍了多系统常见病的病因病机、病证类型和保健、预防、治疗方法等，帮助人们更加具体地了解常见病的相关知识，将宝贵的经验和先进的科普知识传递给广大读者，切实提高人们的生活质量。

相信这套《实用中医保健丛书》能使读者对自己和其他家庭成员的身体状况有一个较为清楚的判断和了解，从而有目的地做好自我保健、自我防治工作，达到强身、健体、治病的目的。

是以为序。

沈　干

2014 年 1 月

前　　言

随着社会的进步、医学科学的发展、生活水平的不断提高和人们健康意识的增强，健康已成为人们不懈的追求。人们对健康含义的理解越来越深刻，寓养生、预防、治疗、康复、保健于一体的医疗模式已成为人们的主导观念，人们在渴望延年益寿的同时更加注重对高质量生活的追求，同时人们对医药卫生知识尤其是传统医学知识的需求日趋迫切。

中医药学具有几千年的悠久历史，曾为中华民族的繁衍、为世界的文明进步做出过不朽的贡献，其养生保健的理论与方法，在当今社会越来越显示出其独特的优势和光明的发展前景，成为世界瞩目的热门学科。为了使防治疾病的中医保健知识走进寻常百姓家，让人民群众自觉地、及早地预防、发现和治疗疾病，享受医学科学的成果，我们编写了这套《实用中医保健丛书》，以加强对广大老百姓中医保健知识的宣教，以期让千百万个家庭掌握防治疾病的中医药保健知识。

本套丛书共计 120 余万字，分为《呼吸病中医保健》《内分泌病中医保健》《风湿病中医保健》《肾脏病中医保健》《消化肝胆病中医保健》《心脑病中医保健》6 个分册。内容丰富，涵盖六个学科，立足于中西医结合理论，在对现今疾病谱中发病率较高的疾病论及概念、病因病机、常见证候分型及治疗的同时，重点论述了传统中医保健方法和饮食、运动、心理调护等对健康保健的影响，引导广大读者树立正确的健康观，吸取正确的健康保健知识，加强生活中的自我保健，以祛病强身、延年益寿，同时也可作为临床医生指导患者保健的参考用书。

丛书在编写过程中得到了安徽中医药大学及安徽省中医院领导的大力支持和鼓励，安徽科学技术出版社在编辑出版方面给予了大力的协助，在此谨向所有帮助、支持本套丛书出版的单位和人士表示衷心的感谢！

由于作者水平有限，书中难免存在一些错误和不足之处，恳请有关专家、学者、同道、读者给予批评指正，我们将诚恳接受并在今后予以改正。

编　者

2014 年 1 月

目　　录

第一章 糖 尿 病

糖尿病（diabetes mellitus，DM）是由遗传因素、免疫功能紊乱、微生物感染及其毒素、自由基毒素、精神因素等各种致病因子作用于机体，导致胰岛功能减退、胰岛素抵抗等而引发的糖、脂肪、蛋白质、水和电解质等一系列代谢紊乱综合征。临床上以高血糖为主要特点，典型病例可出现多尿、多饮、多食、消瘦等表现，即“三多一少”症状。糖尿病（血糖）一旦控制不好会引起并发症，导致肾、眼、足等部位的衰竭病变，且无法治愈。在其致病因素中，遗传因素和环境因素各占50%，两者长期共同作用。

糖尿病为严重危害人类健康且在全球广泛流行的疾病，其患病人数正随着人民生活水平的提高、人口老龄化及生活方式的改变而迅速增加。糖尿病已成为继心血管疾病和肿瘤之后的第三大非传染性疾病。糖尿病并发症的高发生率和致死、致残率，给社会和经济带来沉重负担。

糖尿病是复杂的，经常为多种因素共同作用引起发病。糖尿病可能为自身免疫系统缺陷，因为在1型糖尿病患者的血液中可查出多种自身免疫抗体，如谷氨酸脱羧酶抗体（GAD抗体）、胰岛细胞抗体（ICA抗体）等。这些异常的自身抗体可以损伤人体胰岛分泌胰岛素的β细胞，使之不能正常分泌胰岛素。在部分糖尿病患者中明确有遗传因素影响发病，例如在双胎中一例发生糖尿病，另一例有50%的概率发病。如为单卵双胎，则多在同时发病。据统计，假如父母一方患2型糖尿病，子女发病率为5%～10%；如父母均患2型糖尿病，则子女的发病危险率更高。糖尿病的发生可能与病毒感染有关，临床上许多糖尿病发病是继发于一些病毒感染，如流行性腮腺炎病毒、风疹病毒、柯萨奇病毒、腺病毒等。

1999 年 WHO 专家咨询委员会对 DM 的定义、分类与诊断标准如下。

1. 糖尿病诊断标准

具有糖尿病症状(多尿、多饮及不能解释的体重下降),并且随机(餐后任何时间)血浆葡萄糖(VPG)≥11.1 毫摩尔/升(200 毫克/分升);或空腹(禁热量摄入至少 8 小时)血浆葡萄糖(FPG)≥7.0 毫摩尔/升(126 毫克/分升);或口服葡萄糖(75 克脱水葡萄糖)耐量试验(OGTT)中 2 小时的血浆葡萄糖(2 小时 PG)≥11.1 毫摩尔/升(200 毫克/分升)。

2. 糖耐量受损(IGT)

空腹静脉血浆血糖<7.0 毫摩尔/升(126 毫克/分升);及负荷后 2 小时血糖≥7.8 毫摩尔/升(140 毫克/分升)且<11.1 毫摩尔/升(200 毫克/分升)。

3. 空腹血糖受损(IFG)

空腹静脉血浆血糖≥6.1 毫摩尔/升(110 毫克/分升)且<7.0 毫摩尔/升(126 毫克/分升);及负荷后 2 小时血糖<7.8 毫摩尔/升(140 毫克/分升)。

4. 糖尿病分型

(1)1 型糖尿病:是一种自体免疫性疾病,多发于青少年,起病较急,病情重,有时以酮症酸中毒为首发表现。

(2)2 型糖尿病:2 型糖尿病是成人发病型糖尿病,多在 35 岁之后发病,占糖尿病患者的 90%以上。2 型糖尿病有更明显的遗传性和环境因素,并呈显著的异质性。

(3)妊娠糖尿病:妊娠糖尿病是糖尿病的一种特殊类型,是指妇女在怀孕期间发现有不同程度的糖耐量减低或明显的糖尿病。临床数据显示,2%~3%的女性在怀孕期间会发生糖尿病,患者在分娩之后糖尿病症状会自动消失。妊娠糖尿病更容易发生在肥胖和高龄产妇中。有近 30%的妊娠糖尿病妇女以后可能发展为 2 型糖尿病患者。

(4)其他特殊类型糖尿病:患者不多,但种类多,包括胰腺外分泌疾病、内分泌疾病、与遗传有关的糖尿病以及药物引起的糖尿病。

【中医认识】

中国传统医学对糖尿病的认识历史悠久，源远流长，同时我国也是世界上最早认识糖尿病的国家。糖尿病隶属祖国医学“消渴”病的范畴，消渴是以多饮、多食、多尿、乏力、消瘦，或尿有甜味为主要临床表现的一种疾病。早在战国秦汉时期，祖国医学便开始对消渴进行研究。在马王堆出土的我国现存最早的古医书《五十二病方》中就有了消渴病主要症状的记载，如：“病脞瘦，多弱（溺），耆（嗜）饮。”“消渴”之名，首见于《素问·奇病论》。除消渴病名外，《内经》中多称之为“消瘅”。现代倾向于将糖尿病的临床病名称为消渴。

中医学早在《黄帝内经》中就已提出饮食失节、七情失调、外感六淫、过食肥甘、形体肥胖与消渴的发生有着密切的关系，后世医家在此基础上不断补充发挥，对消渴的病因做了详尽的诠释，综合古今文献认为消渴病病因大致有如下几点：

1. 先天禀赋不足，五脏虚弱

先天禀赋不足，是引起消渴的重要内在因素，《灵枢·五变》中曰：“五脏皆柔弱者，善病消瘅。”说明五脏虚弱是发生消渴的基本前提，多为先天禀赋不足，加之后天失养所致。

2. 饮食不节，积热伤津

长期过食肥甘、醇酒厚味及辛辣刺激食物，损伤脾胃，运化失司，积于胃中酿成郁热，消谷耗液，津液不足，脏腑经络皆失濡养发为消渴。临床所见，许多糖尿病患者有饮食不节史，“饮食自倍，肠胃乃伤”，暴饮暴食，饮酒无度，致使湿热内蕴，交互积结，郁遏不化，脾胃受其困顿，中焦之气戕伐，健运失常，水谷不化，精微不布，积蓄体内，血糖升高而引发消渴。

3. 情志失调，郁火伤阴

情志失常历来被认为是产生消渴病的重要病因之一。肝主疏泄，调畅气机，推动血液和津液的正常运行。长期过度的精神刺激，如郁怒伤肝、肝气郁结，或劳心竭虑等导致气机郁结，郁久化火，火热内燔，不仅上灼胃津，下耗肾液，而且肝之疏泄太过，肾之闭藏失司，则火炎于上，津液泄于下，三多之征随之而起，发为消渴。

4. 劳逸过度，脏腑受累

《素问·调经论》中云："有所劳倦，形气衰少，谷气不盛，上焦不行，下脘不通，胃气热，热气熏胸中。"《素问·举痛论》中云："劳则气耗。"说明劳倦伤脾，津液不布，谷气郁滞，燥热内生是消渴病发病的重要因素。《素问·上古天真论》中云："以酒为浆，以妄为常，醉以入房，以欲竭其精，以耗散其真。"可见房事不节，劳欲过度，耗损肾精，肾阴不足，水亏火旺，阴虚燥热，可诱发消渴病。

相反，过度的安逸亦能耗伤脾气，《素问·举痛论》中说："逸则气滞。"《素问·宣明五气篇》中又说："久卧伤气，久坐伤肉。"并将其归之于"五劳所伤"。因此贪图安逸，多卧少动，则脾气受伤，不能散精，津液运行阻滞，气血瘀滞，久郁化火，同样会发生上述病理变化而出现消渴。

5. 外感六淫，化热伤阴

中医学强调正气在发病中的主导作用，但亦认为邪气为导致疾病的重要条件。部分消渴病的发生，也是正邪两方面因素相互作用的结果。《灵枢·五变》中云："百疾之始期也，必生于风雨寒暑，外循毫毛入腠理……或为消瘅。"指出了消渴的产生可因风雨寒暑所致。

6. 过服温燥药物，耗伤阴津

前人认为嗜服壮阳之石类药物，致燥热伤阴可发生消渴病，"多服石散，真气既尽，石气孤立，惟有虚耗，唇口干燥，精液自泄……或渴而且利，日夜一石，或渴而不利，或不渴而利"。多服五石散等燥热之石药，则耗伤肾气，灼烁肾水，而生虚火，终致肾虚肺燥胃热，发为消渴。

糖尿病的中医证型一般分为糖尿病期、并发症期及兼夹证期。

（一）糖尿病期

多由糖尿病前期发展而来，气滞痰阻、脾虚痰湿或气滞阴虚者皆可化热，热盛伤津，久之伤气，形成气阴两虚，甚至阴阳两虚。由于损伤脏腑不同，兼夹痰浊、血瘀性质有别，可出现各种表现形式。

1. 痰(湿)热互结

症状:形体肥胖,腹部胀大,口干口渴,喜冷饮,饮水量多,脘腹胀满,易饥多食,心烦口苦,大便干结,小便色黄,舌质淡红,苔黄腻,脉弦滑。或见五心烦热,盗汗,腰膝酸软,倦怠乏力,舌质红,苔少,脉弦细数。

治法:清热化痰。

方剂:小陷胸汤(《伤寒论》)加减。

组成:全栝楼、半夏、黄连、枳实。

加减:口渴喜饮者加生石膏、知母;腹部胀满者加炒莱菔子、焦槟榔。偏湿热困脾者,用六君子汤加减。

2. 热盛伤津

症状:口干咽燥,渴喜冷饮,易饥多食,尿频量多,心烦易怒,口苦,溲赤便秘,舌干红,苔黄燥,脉细数。

治法:清热生津止渴。

方剂:消渴方(《丹溪心法》)或白虎加人参汤(《伤寒论》)加减。

组成:天花粉、石膏、黄连、生地黄、太子参、葛根、麦冬、甘草。

加减:肝胃郁热用大柴胡汤(《伤寒论》)加减;胃热用三黄汤(《备急千金要方》)加减;肠热用增液承气汤(《温病条辨》)加减;热盛津伤甚用连梅饮(《温病条辨》)加减。

3. 气阴两虚

症状:咽干口燥,口渴多饮,神疲乏力,气短懒言,形体消瘦,腰膝酸软,自汗盗汗,五心烦热,心悸失眠,舌红少津,苔薄白干或少苔,脉弦细数。

治法:益气养阴。

方剂:玉泉丸(《杂病源流犀烛》)或玉液汤(《医学衷中参西录》)加减。

组成:天花粉、葛根、麦冬、太子参、茯苓、乌梅、黄芪、甘草。

加减:倦怠乏力者重用黄芪;口干咽燥者重加麦冬、石斛。

(二)并发症期

肥胖型与非肥胖型糖尿病日久均可导致肝肾阴虚或肾阴阳两虚,出现各种慢性并发症，严重者发生死亡。

1. 肝肾阴虚

症状：小便频数，浑浊如膏，视物模糊，腰膝酸软，眩晕耳鸣，五心烦热，低热颧红，口干咽燥，多梦遗精，皮肤干燥，雀目，或蚊蝇飞舞，或失明，皮肤瘙痒，舌红少苔，脉细数。

治法：滋补肝肾。

方剂：杞菊地黄丸(《医级》)或麦味地黄丸(《寿世保元》)加减。

组成：枸杞子、菊花、熟地黄、山茱萸、山药、茯苓、丹皮、泽泻、女贞子、旱莲草。

加减：视物模糊者加茺蔚子、桑葚；头晕者加桑叶、天麻。

2. 阴阳两虚

症状：小便频数，夜尿增多，浑浊如脂如膏，甚至饮一溲一，五心烦热，口干咽燥，神疲，耳轮干枯，面色黧黑，腰膝酸软无力，畏寒肢凉，四肢欠温，阳痿，下肢水肿，甚则全身皆肿，舌质淡，苔白而干，脉沉细无力。

治法：滋阴补阳。

方剂：金匮肾气丸(《金匮要略》)加减，水肿者用济生肾气丸(《济生方》)加减。

组成：制附子、桂枝、熟地黄、山茱萸、山药、泽泻、茯苓、丹皮。

加减：偏肾阳虚者，选右归饮加减；偏肾阴虚者，选左归饮加减。

(三)兼夹证

1. 兼痰浊

症状：形体肥胖，嗜食肥甘，脘腹满闷，肢体沉重，呕恶眩晕，恶心口黏，头重嗜睡，舌质淡红，苔白厚腻，脉弦滑。

治法：理气化痰。

方剂：二陈汤(《太平惠民和剂局方》)加减。

组成：姜半夏、陈皮、茯苓、炙甘草、生姜、大枣。

加减：脘腹满闷者加广木香、枳壳；恶心口黏者加砂仁、荷叶。

2. 兼血瘀

症状：肢体麻木或疼痛，下肢紫暗，胸闷刺痛，中风偏瘫，或语言謇涩，眼底出血，唇舌紫暗，舌有瘀斑或舌下青筋显露，苔薄白，脉弦涩。

治法：活血化瘀。

方剂：瘀血选用桃红四物汤(《医宗金鉴》)加减，也可根据瘀血的部位选用血府逐瘀汤，王清任方(《医林改错》)加减。

组成：桃仁、红花、当归、生地黄、川芎、枳壳、赤芍、桔梗、炙甘草。

加减：瘀阻经络者加地龙、全蝎；瘀阻血脉者加水蛭。

【中医保健措施】

一、未病先防

应用中医“治未病”思想指导糖尿病的未病先防和既病防变，对于延缓糖尿病患者的病情发展，预防糖尿病并发症的发生是一个值得注意的重要途径。

中医的“治未病”思想即是采用预防和治疗手段，防止疾病发生、发展的方法。根据《黄帝内经》《伤寒论》等中医典籍的记述，“治未病”有三种意义。第一，防病于未然，强调摄生以预防疾病。第二，既病之后，防其传变，强调早期诊断，早期治疗。第三，病后防复，病后要积极采取措施，促使机体康复和防止复发。

糖尿病的“未病先防”，也就是在未形成疾病之前，对其形成的危险因素进行干预，使其不发生糖尿病，从根本上杜绝本病的发生速度。近些年来我国一些糖尿病专家已经在大力倡导并付诸实践地提出了早期对糖尿病发病的危险因素进行有效的干预比发病后再去治疗更重要的预防思想。用西医的方法控制饮食、肥胖等，并按世界卫生组织维多利亚宣言提出的健康四大基石——“合理膳食，适量运动，戒烟限酒，心理平衡”的要求来改变不健康的生活方式，以全面干预发生糖尿病的危险因素，从“未病先防”的角度，取得了非常明显的效果。在预防糖尿病方面，西医学从以往的重视“既病治疗”转变到重视“未病先防”这样一个理念，这是一个防治疾病观念的转变，也是防治方法的重大变革。这也证实了中医学重视“未病先防”的治未病的思想的正确，这也是中医学的特点与优势所在。

（一）心理预防

消渴病的发生与忧思、郁怒、惊恐、郁闷、紧张等不良精神刺激相关，现代医学研究成果证实，不良情绪可能导致糖尿病。人的情绪主要受大脑边缘系统的调节，大脑边缘系统同时又调节内分泌和自主神经的功能，心理因素可通过大脑边缘系统和自主神经影响胰岛素的分泌。当人处于紧张、焦虑、恐惧或受惊吓等应激状态时，交感神经兴奋，抑制胰岛素的分泌。同时，交感神经还作用于肾上腺髓质，使肾上腺素的分泌增加，间接地抑制胰岛素的分泌和释放而导致糖尿病。故日常生活上应放松心情，使精神轻松、愉快，保持情绪稳定。

（二）体育预防

中医学认为“正气存内，邪不可干”，《内经》中认为糖尿病的发生是“邪之所凑，其气必虚”的结果。西医学则认为糖尿病的发生与免疫功能紊乱有关。中西医都强调了抵抗力低下、正气虚弱是糖尿病发生的关键，因此要采取各种措施，增进身体健康，以减少和防止糖尿病的发生。

那么进行体育锻炼对糖尿病的预防有哪些好处呢？

(1)适当的体育锻炼不仅能舒畅人的心情，而且有益于身心的健康。长期的运动可以促进新陈代谢，增强体质，改善肌糖原的氧化代谢以及心血管的功能，大量摄氧，减少糖尿病及糖尿病心血管并发症的发生。

(2)体育锻炼能使肥胖患者减肥。2 型糖尿病患者多是体型肥胖的人，对胰岛素并不敏感。通过体育锻炼使体重下降，增加体内胰岛素受体数量，从而增强人体对胰岛素的敏感性，减少胰岛素的用量。

(3)体育锻炼促进葡萄糖进入肌肉细胞，促使肌肉和组织对糖的利用，从而降低血糖、减少尿糖。

(4)体育锻炼能使肌肉更多地利用脂肪酸，降低胆固醇，有利于预防冠心病、脑动脉硬化等并发症。

(5)体育锻炼可以降血压,增加血管的弹性,对于糖尿病合并高血压有一定的防治作用,尤其是轻度高血压。

(6)体育锻炼能使心肺功能得到锻炼,运动时循环及呼吸功能加强,对糖尿病的并发症有一定的预防作用。

(7)体育锻炼可以防止骨质疏松。随着年龄的增长,老年人以及女性绝经后会出现骨质疏松,而糖尿病又会使骨质疏松加重,体育锻炼可以预防骨质疏松的发生。

(8)体育锻炼还可以陶冶情操,培养生活情趣,放松紧张情绪,提高生活质量,提高抗病能力。

总之,适当的体育锻炼能促进新陈代谢,降低血糖、血脂,并增加人体对胰岛素的敏感性,对糖尿病的预防十分有利。

(三)饮食预防

中医学认为,消渴多因嗜酒厚味,损伤脾胃,运化失职,消谷耗津,纵欲伤阴而致阴虚燥热发为本病。如《黄帝内经》中曰:“此肥美之所发也,此人必素食甘美而多肥也,肥者令人内热,甘者令人中满,故其气上溢转为消渴。”《景岳全书》中曰:“消渴病,其为病之肇端,皆膏粱肥甘之变,酒色劳伤之过,皆富贵人病之,而贫贱者少有也。”指出过食肥甘和过度饮酒是糖尿病的重要发病和诱发因素。这与现代医学认识糖尿病的病因是一致的。

糖尿病的发病及治疗均与饮食有密切关系。过量的饮食使得能量摄入和消耗失衡,导致人体能量蓄积并最终导致肥胖,从而具有发生糖尿病的倾向。如果想要远离糖尿病,一定要平衡饮食以及控制体重。以维持标准体重为准,做到“热量控制,结构调整”,饮食控制目标为“二高”(高复合碳水化合物、高粗纤维),“四低”(低糖、低盐、低脂、低胆固醇),“一平”(蛋白质),“二忌”(忌烟酒)。

1. 饮食控制不可偏激

许多人对平衡饮食存在误解,有的人因为惧怕血糖升高,过于严格地控制饮食,甚至厌食、营养不良,有的人仅控制主食而对于肉食、零食完全不加以控制，这些做法都是不可取的。那么，究竟怎样“吃”才算合理呢？每天，我们都需要从食物中获取人体需要的各种营养，人体必需的营养素包括蛋白质、脂肪、碳水化合物、矿物质、维生素和水，各种营养素的供给必须足够并且平衡才能满足人体的生理需要、维持人体健康。因此，既要保障每天的能量摄入同时又要控制总的热量，即通过平衡饮食达到体重控制的目的。

2. 蛋白质与脂肪摄入需谨慎

蛋白质的热量应控制在总热量的15%～20%，脂肪摄入量可控制在总热量的20%～25%，饱和脂肪摄入量应小于总热量的7%。要限制动物性脂肪及含饱和脂肪酸高的脂肪摄入，少吃油煎、炸、油酥食物及猪、鸡、鸭皮，肝、肾等动物内脏。

3. 多食用粗粮有益健康

在控制总热量的前提下，碳水化合物应占总热量的55%～60%（碳水化合物的控制可参考食物的血糖生成指数来计算）。日常饮食中，我们宜多选用复合碳水化合物和粗粮，尤其是富含纤维素的蔬菜、豆类、全谷物等。

（四）房事预防法

劳伤过度或贪逸少劳，皆可削弱机体的抗病能力，导致肾精亏损，虚火内生，灼伤阴津而发生消渴病。故预防消渴，应当减少欲念，淡薄房事。只要能自觉控制欲望，饮食有节，劳逸有度，起居有常，并根据自然气候的变化而及时调节寒温，以保持身心健康，预防病邪的侵犯，自可减轻消渴之苦。

（五）药物预防法

过服温燥药物，耗伤阴津。前人认为嗜服壮阳之石类药物，致燥热伤阴可发生消渴病，“多服石散，真气既尽，石气孤立，惟有虚耗，唇口干燥，精液自泄……或渴而且利，日夜一石，或渴而不利，或不渴而利”。多服五石散等燥热之石药，则耗伤肾气，灼烁肾水，而生虚火，终致肾虚肺燥胃热，发为消渴。今虽服石药之风不复存在，但有意欲长寿而长时服用滋阴壮阳、补气养血之剂或肥甘滋腻之品，乱用补品或滋补太过，容易生湿蕴热化火，而致燥热伤阴发生消渴病。

故预防消渴病勿滥用补药，现今社会滥服参、附、芪、术之类补药者众，喜用温补剂者更非罕见。其结果会使燥热内生，阴津耗损而发生消渴病。辨证遣药，初有口渴者，可用人参、玄参、黄芪、枸杞子、生地黄、山药、天花粉、地骨皮、葛根、黄精、玉米须、五味子、知母、玉竹、茯苓及六味地黄丸、知柏地黄丸等药物辨证治之，以防演化成消渴病。

二、既病防变

1. 燥热伤肺

症状：烦渴多饮，口干咽燥，多食易饥，小便量多，大便干结，舌质红，苔薄黄，脉数。

治法：清热生津止渴。

方药：白虎加人参汤加减（生石膏、知母、人参、天花粉、黄连、生地、藕汁、生乳、麦冬、葛根）。

2. 胃燥津伤

症状：消谷善饥，口舌生疮，牙龈肿痛，口臭，大便秘结，口干欲饮，形体消瘦，舌红苔黄，脉滑有力。

治法：清胃润燥。

方药：加减玉女煎（石膏、知母、生地、麦冬、沙参、竹叶、芦根、花粉）。

3. 湿热困脾

症状：多饮、多尿，胸脘腹胀，纳后饱满，肌肉酸胀，四肢沉重，舌胖嫩红，苔黄厚腻，脉象滑数。

治法：清化湿热，理气健脾。

方药：清化湿热汤（黄芩、黄连、苍术、生甘草）。

4. 气阴两虚

症状：神疲乏力、气短懒言，形体消瘦，面色少华，自汗盗汗，口渴喜饮，心悸失眠，溲赤便秘，舌红少津，苔薄或苔剥，脉弦细或细数无力。

治法：益气养阴。

方药：竹叶黄芪汤加减（黄芪、人参、竹叶、麦冬、石膏、知母、生地、白芍、当归、川芎、天花粉、甘草）。

5. 肝肾阴虚

症状：尿频量多、混浊如脂膏或尿甜，腰膝酸软无力，头昏耳鸣，多梦遗精，皮肤干燥、全身瘙痒，舌红，少苔，脉细数。

治法：滋补肝肾。

方药：六味地黄丸加减（熟地黄、山萸肉、山药、泽泻、枸杞子、麦冬、茯苓）。

6. 瘀血阻滞

症状：面色晦暗或有黧黑斑，多食善饥，渴不欲饮，胸中刺痛，四肢麻木，半身不遂，舌质暗或有瘀点。早期就有瘀血微观变化（甲襞微循环及血液流变学异常）。

治法：活血化瘀。

方药：血府逐瘀汤加减（生地黄、当归、桃仁、红花、枳壳、赤芍药、桔梗、川芎、牛膝、丹参、麦冬）。

7. 脾胃虚弱

症状：口渴引饮，多食善饥，便溏，或饮食减少，神疲乏力，舌质淡，苔白而干，脉细无力。

治法：健脾益气，生津止渴。

方药：参苓白术散加减（人参、白术、茯苓、山药、甘草、扁豆、莲子肉、桔梗、薏苡仁、砂仁）。

8. 阴阳两虚

症状：小便频数，混浊如膏，甚则饮一溲一，手足心热，咽干舌燥，面容憔悴，耳轮干枯，面色黧黑，腰膝酸软乏力，四肢欠温，畏寒怕冷，甚则阳痿，舌淡白而干，脉沉细无力。

治法：温阳滋阴固肾。

方药：金匮肾气丸加减（附子、肉桂、熟地、山药、山萸肉、茯苓、泽泻、丹皮）。

【病后保健】

一、生活调理

（一）调整心态

一旦患上糖尿病，患者心理上的波动在所难免。有的患者麻痹大意，认为“无所谓”，有的焦虑紧张，甚至惶惶不可终日。此时，患者应该加强学习，尽快了解糖尿病基本知识以及治疗上的新动态、新进展，密切与医生合作，培养客观愉快的心境和战胜疾病的信心。

（二）调理饮食

糖尿病患者的饮食需要控制，但许多患者易入误区。有些人谨小慎微，谈“糖”色变，抠得太细；也有一些患者我行我素，来者不拒。其实正确的做法是多向医生请教，掌握糖尿病饮食原则和食谱运用，学会热量计算、食物互换，有计划地摄取平衡膳食、严格戒烟限酒。并根据血糖、血脂、体重、劳动强度等调整进食品种和数量；烹饪方法宜翻新，不断改进饭菜的色、香、味、形。

（三）合理作息

起居规律，运动锻炼不懒散。勤洗澡、剪指（趾）甲，注意保暖。睡眠充足。糖尿病患者更应切实执行，其中运动锻炼需请医生指导，量力而行，循序渐进，持之以恒。

（四）关心用药

糖尿病患者往往需要长期药物治疗，一定要严格按照医嘱定时、定量服用降糖药物，使用胰岛素的患者还需学会注射技术，仔细观察用药后的感觉，发现不良反应时，应及时与医生联系。

（五）定期监测

糖尿病患者除了听从医生意见用袖珍血糖仪测空腹血糖、餐后 2 小时血糖外，还需称量体重、量血压、数心率，保护足部，做好记录，定期去医院检查。

二、饮食调理

(一)饮食调护

血糖的高低因胰岛素的分泌与进食物的多少和质量密切相关,因而饮食调摄是各型糖尿病治疗的基础。无论何种类型的糖尿病,无论病情轻重或有无并发症,无论采用何种药物治疗,都应该严格进行和长期坚持饮食控制。糖尿病患者应养成良好而有规律的饮食习惯,避免暴饮暴食。

消渴病患者的饮食除限制甜食外与非消渴病患者的饮食结构应该是基本一致的。饮食康复应以患者的体重改变、健康状况、活动能力、发育状态等总体情况作为参考条件,必要时加以适当调整,而不是单凭患者血糖和尿糖值的高低来作为调节饮食的指标。对于消渴病患者,尤其是对并发水肿的患者,日常饮食除应遵循一般的饮食康复原则之外,更要注意少食盐。对于病情较轻及肥胖的患者,总进食量应比病前进食量稍低,以减少碳水化合物的主食为主,可适当补充一些蔬菜。对于老年患者,可适当增加一些高蛋白质、低脂肪,清淡而富有营养的食品,这样既可补充对蛋白质的需求,又不致使血糖、血脂升高,既有利于肠胃的吸收,又无腻膈滞胃之弊。除此之外,消渴病患者应忌食辛辣刺激性食物。

糖尿病饮食控制有哪些作用呢?①减轻体重;②控制血糖;③增强身体对胰岛素的敏感性。

糖尿病饮食调理的原则:

(1)必须从思想上认识到饮食控制的重要性,很多患者认为自己吃药、打胰岛素就能控制血糖,饮食上就可以随心所欲、不加控制了,这种意识是错误而危险的。糖尿病患者一定要制订一个切实可行和行之有效的糖尿病食谱,并坚持终身。

(2)控制总热量的摄入,同时走出只控制主食的误区。很多糖尿病患者平时只控制米饭类主食,而不限定副食的摄入量,这也是非常不对的。因为各种副食也可能含丰富的蛋白质、热量,增加脂肪和胆固醇的摄入量,会导致体重增加，对糖尿病的治疗非常不利。

(3)合理安排糖、脂肪、蛋白质三大营养素的比例，做到科学、平衡膳食，既要满足人体的生理需要量，也要达到治疗疾病的目的。目前，美国糖尿病协会(ADA)主张：糖尿病患者饮食中碳水化合物应占总热量的55%～60%；蛋白质摄入量不应超过每日总热量的15%。以每日每千克体重0.8～1.2克为宜。发育期的青少年及孕妇、乳母或特殊职业者及有其他合并症的患者可酌加至1.5克左右；每日脂肪摄入总量不能超过总热量的30%，以每日每千克体重0.6～1克为好，如肥胖患者，尤其有血脂过高或有动脉硬化者，脂肪摄入量应视具体情况而进行调整。

(4)定时定量，可以少食多餐。注意进食规律，一日至少进食三餐，而且要定时、定量，两餐之间要间隔4～5小时。注射胰岛素的患者或易出现低血糖的患者还应在三次正餐之间增添2～3次加餐，即从三次正餐中匀出一部分食品留做加餐用，这是防止低血糖行之有效的措施。我们建议糖尿病患者应当少量多餐，但有的患者误认为加餐是在限定饭量之外再加餐，从而加大了饭量，致使血糖升高，有的甚至把零食如花生、瓜子等当作加餐，这些零食里含有大量的油脂，更不可取！

(5)日常饮食清淡，不吃糖，少吃盐。糖尿病患者应选少油、少盐且清淡的食品。不可认为重油、半荤半素的菜，只吃其中的菜就没关系。要注意炒菜时油要少用，烹调应多采用清蒸、水煮、凉拌、涮、烧、烤、炖、卤等方式。烹调宜用植物性油脂，尽量减少在外赴宴。赴宴时也要按照平时在家吃饭时的量和食物间的搭配来选择饭菜。

(6)少饮酒，不抽烟。喜欢喝酒的患者可以允许少量的酒精摄入，如每日红酒100毫升左右。不鼓励饮用烈性酒。另外需要注意的是空腹饮酒可以导致服用胰岛素促泌剂或使用胰岛素的患者发生低血糖，因而饮酒时应同时进食。

另外需要注意的是饮食控制不等于饥饿疗法，很多糖尿病患者把饮食控制理解为饥饿疗法。饥饿疗法易造成酮症昏迷、低血糖，对糖尿病病情的控制有害无益。饮食控制要根据血糖、尿糖和用药及活动量大小决定食谱。血糖不高，活动量大，主食量适当放宽，用药也可适当减少。

（二）中医食疗

1. 常用四瓜

（1）苦瓜

【原料】苦瓜 30 克。

【制作】加水 1 000 毫升，煎至 500 毫升。

【用法】分 4 次口服，睡前 1 次，连瓜加汤，一并服下。

【功效】清热解毒，补肝益肾，除烦止渴。适用于糖尿病热盛伤津证者。

（2）冬瓜

【原料】冬瓜 500 克。

【制作】煎汁或加盐少许，植物油炒。

【用法】煎汁，每日早晚分服；油炒，做菜食吃，1 日 1 次。

【功效】冬瓜皮能利小便，清水肿；冬瓜子清肺热，益脾健胃，补肝明目。适用于糖尿病各证型。

（3）南瓜

【原料】鲜南瓜 250 克。

【制作】加水煮熟。

【用法】每晚 8 点钟食之，5 天后，每日早晚各吃 250 克。

【功效】清热润燥，健脾止渴。适用于糖尿病各证型。

（4）西瓜皮

【原料】西瓜皮 100 克。

【制作】煎汤代茶饮。

【用法】频服，1 日 1 剂。

【功效】除烦热，止消渴，解暑热，利小便。适用于糖尿病热盛伤津证者。

2. 常用药粥

（1）花粉粥

【原料】天花粉 60 克，粳米 30 克。

【制作】天花粉研极细末，加水适量，慢火煮粥。

【用法】每日 1～2 次。

【功效】清热润肺，生津止渴。适用于糖尿病热盛伤津者。

(2)淮山薏米粥

【原料】淮山药 60 克，薏苡仁 30 克。

【制作】共煮粥食。

【用法】每日 2 次。

【功效】益气健脾。适用于糖尿病气阴两虚者。

(3)黄芪山药粥

【原料】黄芪 30 克，山药(研粉)60 克。

【制作】先将黄芪煮汁去渣，后入山药粉搅拌成粥。

【用法】每日 1～2 次。

【功效】益气健脾。适用于糖尿病气阴两虚者。

(4)萝卜粳米粥

【原料】白萝卜 250 克，粳米 100 克。

【制作】先将白萝卜洗净，切成小块，与粳米同入锅内，加水适量，将锅置武火上烧沸，再改文火熬熟即成。

【用法】每日 1～2 次。

【功效】消食利气，宽中止渴。适用于糖尿病痰(湿)热互结证者。

(5)葛根粉粥

【原料】葛根粉 30 克，粳米 100 克。

【制作】粳米浸泡一宿，与葛根粉同入砂锅内，加水 500 克，用文火煮至米开粥稠即可。

【用法】每日 1～2 次。

【功效】清热除烦，生津止渴。适用于糖尿病热盛伤津证者。

(6)南瓜饭

【原料】南瓜 300 克。

【制作】以少量水煮熟,代饭食用。

【用法】每日2～3次。

【功效】补中益气,清火去热。适用于糖尿病各证型。

(7)五米饭

【原料】薏米25克,芡实米25克,白莲子25克,赤小豆25克,玉米渣25克。

【制作】先将白莲子、赤小豆、玉米渣以水浸泡2小时,再加少量水,入高压锅煮软,然后加入薏米、芡实慢火焖为饭。

【用法】每日1次。

【功效】益气健脾。适用于糖尿病各证型。

3. 家常炒菜

(1)枸杞子炒苦瓜

【原料】枸杞子30克,苦瓜250克。

【制作】枸杞子洗净泡软,苦瓜去子切片,炒锅烧热,入油、葱、盐爆锅,再下枸杞子,苦瓜炒热。不宜放辣椒。

【用法】每日1次。

【功效】补气益精,止渴消暑。适用于糖尿病热盛伤津者。

(2)炒百合丝瓜

【原料】百合60克,丝瓜60克。

【制作】将鲜百合分瓣、洗净,丝瓜去皮洗净,先用油、葱、盐爆锅,后入两者炒熟为菜食用,

【用法】每日1次。

【功效】润肺化痰。适用于糖尿病痰(湿)热互结者。

(3)玉米须炖蘑菇

【原料】玉米须250克,蘑菇300克。

【制作】将玉米须加适量水煮半小时,取汁,蘑菇撕成片,油、盐爆锅,放入玉米汁、蘑菇煮10分钟左右,于汤将尽时出锅。

【用法】每日1次。

【功效】利尿退肿。适用于糖尿病阴阳两虚证者。

(4)炒苦瓜

【原料】苦瓜100克,葱、植物油、盐、味精各适量。

【制作】常法炒食。

【用法】每日1次(脾胃虚寒者慎用)。

【功效】消暑益气,止烦渴。适用于糖尿病热盛伤津证者。

(5)炒香菇芹菜

【原料】香菇150克,芹菜150克,胡萝卜50克,植物油、葱、盐、姜、味精各适量。

【制作】常法炒食。

【用法】每日1次。

【功效】平肝清热,益气和血。适用于糖尿病肝肾阴虚夹瘀型。

4. 常用水果

水果由于含糖量高,消化吸收快,故糖尿病患者不宜多食。但并不禁止,因水果营养丰富,且甘甜可口,糖尿病患者可适量服食。服食时应注意以下几方面:

(1)一次摄入水果量不可太多。因水果主要含的是单糖,单糖包括葡萄糖和果糖,葡萄糖进入肠道后吸收较快,如果一次摄入水果太多,对血糖影响较大。每天的进食量应控制在100克以下。

(2)不要在任意时间吃,最好在加餐时间,或在进主餐前后服食。上午9时半,下午3时半、夜间10时,这样不仅不会使血糖有大波动,还可预防低血糖。同时应计算出所吃水果含的热量,并在主食中扣除。

(3)最好选择含糖量低的水果。新鲜水果被加工为干品时,由于水分减少,含糖量会明显增加,如荔枝干、杏干含糖量占50%~60%,柿干、桂圆干含糖量占60%~70%,蜜枣、葡萄干含糖量高达70%~80%。故糖尿病患者不宜食用水果干品。

(4)对于血糖、尿糖尚不稳定而又喜食水果的糖尿病患者,应在监测血糖、尿糖的情况下，间断地吃点水果，数量不能多，更不可每餐都吃。

那么糖尿病患者可以食用哪些水果呢？

①梨：梨性味甘寒，具有清热泻火、生津止渴、养阴润肺、化痰止咳的功效。生梨化痰止咳，熟梨养阴补液。现代医学研究认为，梨含有碳水化合物、维生素和有机酸。其碳水化合物以果糖为主，还含有少量的葡萄糖和蔗糖，如每百克烟台梨含糖总量为9.69克，其中果糖占6.92克，因此对餐后血糖影响较小，故适用于糖尿病患者食用。梨能制成各种药物保健制剂，如雪梨膏、梨膏糖等，在临床上广泛应用。如治糖尿病，取梨汁饮服或冲雪梨膏，每次1匙，每日2～3次；或香水梨加蜜熬装瓶，不拘时以热水或凉开水调服，长服有效。

②苹果：苹果性味甘寒，具有补心益气、生津止渴、健脾和胃之功效。现代医学认为，苹果含有糖、多种有机酸、维生素、矿物质及果胶、鞣质等成分。其中所含糖类，以果糖为主，其次是蔗糖，葡萄糖的含量相对较少，故食后对血糖影响也较小，属中低血糖指数食物。苹果含有大量果胶，有降低血胆固醇的作用，果胶还有益于糖代谢和抗癌。另外，苹果还有防治高血压的作用，故吃苹果对防治糖尿病及其并发症均有益。

③香蕉：香蕉性味甘寒，有养阴润脾、清热生津、润肠通便的功效。现代医学研究认为，香蕉营养丰富，含糖量较高，其中葡萄糖和果糖的比例为1∶1。糖尿病患者进食香蕉后并不见尿糖增多，故对保持血糖稳定有效，可作为糖尿病患者的加餐果品。另外，香蕉还可降压及降低胃酸，缓和对胃黏膜的刺激，对胃溃疡有一定的保护作用。

④橘子：橘子味甘微酸、性凉，能理气开胃、生津止渴、润肺止咳。现代医学研究认为，橘子内含有糖类、有机酸和大量的维生素C、果胶。所含的糖以蔗糖为主，还有少部分的果糖和葡萄糖。糖尿病患者在不增加每日热量的前提下，可经常食用橘子。

⑤柚子：柚子味甘酸、性凉，有生津止渴、消食健胃、化痰止咳、滑肠通便之功。现代医学认为，柚子含有丰富的维生素C及维生素PP，还含有橙皮苷，有利于心血管疾病患者、肥胖者和老年人食用。柚子中所含糖类，以蔗糖为主，

果糖次之，葡萄糖较少。新鲜柚子的果汁中，可能含有类胰岛素成分，有降血糖作用。同时，柚子还含有丰富的果胶，故它可作为糖尿病患者的保健食品。

⑥西瓜：西瓜性味甘淡寒，具有清热解暑、生津止渴、利尿等功效，是防暑降温的最理想果品。现代医学研究认为，西瓜是所有瓜果中果汁最充沛者，含水量高达96%。西瓜中几乎包含着人体所需要的各种营养物质，如糖类、氨基酸、矿物质和酶。其含糖量也很低，且以蔗糖和果糖为主，葡萄糖含量较少，因此，食后对血糖影响较小。还有研究表明，西瓜有降糖作用，故糖尿病患者可以适量食用。西瓜同时还有降压、利尿、助消化作用。

⑦桃：桃性味甘酸微温，具有补气养血、养阴生津、润肠通便、养颜抗衰老等功能。现代医学研究认为，桃营养丰富，其所含糖类以蔗糖为主，葡萄糖和果糖较少，血糖指数较低。故糖尿病患者可食用。另外，桃中铁含量较高，能防治贫血，又富含果胶，可预防便秘，钾含量也较高，水肿患者使用利尿药时可作为辅助食物。

⑧甘蔗：甘蔗虽然是一种含糖量较高的果品，但是据国外动物实验报道，从甘蔗制备的粗红糖中可提取到一类非糖成分，这些成分可抑制高糖饮食大鼠血清甘油三酯、过氧化脂质水平，并抑制大鼠小肠吸收葡萄糖和果糖。从甘蔗汁中分离出的甘蔗聚糖有明显的降低血糖作用，且随着剂量增大而作用增强。因此，国外常用甘蔗治疗糖尿病。

三、情绪调理

心理因素与消渴病的发生、发展和康复有密切关系。研究表明，消渴病常因精神心理因素激发或加重；反之，情绪稳定，精神愉快，消渴病症状就会减轻，血糖也相对稳定，从这种意义上也可以说消渴病是一种心身疾病。因此，在临床上应根据患者年龄、性别、职业、性格特点及文化修养、疾病性质，分别采用不同的心理疗法，从而调动患者的主观能动性，使之心情愉快，情绪乐观、稳定。糖尿病患者也会表现出特定的心理特征，针对这些心理特征进行疏导可促进疾病的康复。

1. 怀疑和否认心理

患病早期,患者往往不能接受这一事实,持否认或怀疑的态度,怀疑医生诊断有误,否认自己患病,拒绝接受治疗,不注意控制饮食,或自认为得了糖尿病无非就是血糖高点儿,对身体无大影响,对疾病采取满不在乎的态度,导致病情进一步发展。

心理处方:这一阶段心理疏导十分关键,帮助患者改变错误的认知,接受现实,建立战胜疾病的信心和希望,耐心细致地介绍有关糖尿病的知识、高血糖的危害和不及时治疗可能发生的并发症,帮助他们认识疾病的发生、发展过程,加强他们对饮食、运动及科学用药的重视程度,使其改变对疾病怀疑、拒绝治疗及满不在乎的心态。

2. 失望和无助感

有的患者一旦被确诊,将终身依赖外源胰岛素治疗,否则可能会出现危及生命的代谢紊乱。他们感到生活的权利与自由被剥夺了,对生活失去信心,情绪低落,整日沉浸在悲伤的情绪里,情感脆弱,对治疗采取消极的态度。

心理处方:对此类患者要用亲切、诚恳的语言取得其信任,建立良好的医患关系,用宣泄法使积聚在患者内心的忧伤、委屈及愤怒发泄掉,以升华法转移其矛盾心理,并且反复讲述糖尿病的治疗前景,使患者积极主动地配合治疗。

3. 焦虑恐惧心理

糖尿病是一种难以治愈的终身性疾病,可能出现多种并发症,加之患者对糖尿病知识知之甚少,并存在许多误解,因此产生焦虑、恐惧的心理,担心会影响自己的将来,惧怕死亡等,或对治疗过分关心,出现感觉过敏、精神高度紧张、失眠等。

心理处方:要耐心倾听患者的主诉,进行心与心的交流,了解焦虑、恐惧产生的原因,利用语言技巧尽快安定患者的情绪,给患者以支持、鼓励,适时进行糖尿病知识宣教,指导患者进行自我调节,学会做情绪的主人,使患者正视自己的病情,正确对待生活,从而调节心理障碍。

4. 悲观厌世和自杀心理

患病时间长，并发症多且重，治疗效果不佳的患者，对治疗产生对立情绪，认为无药可医，迟早都是死，自暴自弃，不配合治疗。对医护人员不信任，表现出冷漠、无动于衷的态度。

心理处方：对这类患者首先用温和的语言、熟练的操作、丰富的医疗护理知识取得其信赖，主动与患者谈心，合理提供治疗信息，对病情变化、检验结果主动向其做科学的、保护性的解释，帮助患者重新树立治疗信心。用正确的人生观、社会观感染患者，促使患者克服厌世的心理，增强战胜病魔的信心。在自杀念头存在期间，严防患者的自杀行为。

四、保健疗法

（一）中药治疗

1. 中药的作用

（1）注意整体调理，辨证施治。中医认为糖尿病是在阴虚的基础上，加上饮食不节，喜食肥甘厚味，情志失调，劳欲过度等外因作用而发病的，脏腑涉及肝、胆、脾、胰、肾、胃。因此，在治疗上强调阴阳平衡，整体调节，从而恢复胰腺功能，并起到双向调节作用，既降糖，又可防止低血糖。中医治疗糖尿病，重视辨证施治，坚持个体化治疗原则，根据患者不同的体质、病症，甚至不同的季节及不同的生活环境，采取不同的治法和方法。因人而异的治疗，可以明显改善患者的不同症状，提高机体的免疫力，调整血糖，降低血黏度，从而有效地预防和治疗糖尿病并发症的发生、发展。

（2）控制临床症状、改善患者生存质量。如多饮、多食、多尿、乏力、肢体麻木、水肿、便秘、腹泻等症状，服用中药后能迅速减轻或消失，与西药降糖药或胰岛素合用，可明显地增强其降糖作用，并减少其用量及副作用。

（3）治疗手段丰富多样。近年来，针灸、推拿、外治法等在糖尿病治疗中崭露头角。

（4）延缓糖尿病并发症的发病速度，尤其对于一些血糖并不是很高，但临床症状如面部憔悴、饥饿感强烈、口干口渴、口腔糜烂、尿频、尿血、尿糖等比较多的糖尿病患者效果很显著。

2. 服药原则

消渴病多有宿根，病难速愈，经过一段时间的治疗，即使“三多一少”症状消除，血糖暂时恢复正常，也不能立即停药。此时宜根据患者个体情况，继续服用不同的药物。若仍见有肺胃热盛证候者，可继续服用白虎加人参汤（《伤寒论》）；渴甚者，宜服玉泉丸（《杂病源流犀烛》）；素体气阴两虚者，可长期间断服用生脉饮（《内外伤辨惑论》）；脾虚证候明显者，宜服七味白术散（《小儿药证直诀》）；肾阴亏损未复者，应坚持服六味地黄丸；阴阳两虚证候尚存者，可长期间断服用肾气丸。

（二）运动保健

适当的体育活动，对糖尿病患者的健康非常有益。运动可以增强体质，缓解患者紧张的情绪，并使患者思想开朗，精神放松，消除大脑皮质的紧张状态，有利于糖尿病患者的好转。同时，运动疗法还有助于改善和增强呼吸循环系统、内分泌及神经系统功能，使心功能指数上升，肺活量增大，耗氧量增加，减少心血管并发症的发生。对于肥胖型糖尿病患者，在饮食治疗的基础上进行适当的体力锻炼或定时做某种体育活动，是减轻体重和控制糖尿病发展的重要手段。肥胖型糖尿病患者体内脂肪堆积，对内生胰岛素和外源性的注射胰岛素不敏感，通过锻炼使体内脂肪减少、体重减轻，组织细胞对胰岛素的敏感性增强，因而所用的药物明显减少，糖尿病也可以得到满意控制。对消瘦型糖尿病患者，在药物治疗的同时，加以适量的运动，在病情改善的同时体重也会有所增加。运动康复的方式多种多样，可根据患者自己的兴趣爱好选择，运动量及运动时间应逐渐增加。

1. 运动治疗时的注意事项

（1）在制订运动方案时，所有患者必须进行完整的体格检查，以排除严重的心肺疾患，了解慢性并发症及其严重程度，以确定是否适合运动疗法。

（2）运动形式及强度：轻度的运动项目有步行、下楼梯、做广播体操、平地踏自行车；中度的运动项目有缓慢跑步、上楼梯、打排球、登山、坡路骑自行车；大强度的运动项目有马拉松跑、跳绳、打篮球、游泳等。根据个体情况，中老年患者主要进行轻体力活动，通过增加活动时间来增加热量的消耗。年轻人可做强度大的活动。

(3)运动时机：空腹运动易发生低血糖，餐后立即运动影响消化吸收，故餐后1小时运动较合适。

(4)运动频度：运动要有规律，切忌不规律的运动。若以糖代谢为目的，每周运动不得少于3次。若尚需要降低体重者，应使运动频率增加至每周5次以上。

(5)运动后休整：运动后患者应休息5～10分钟，以减少运动后低血压和其他心血管和肌肉骨骼合并症。如跑步者，休整时要散步。

2. 禁忌证与限制运动的指征

(1)有糖尿病重症合并症，如心肌梗死、糖尿病坏疽、糖尿病肾病、视网膜病、肺结核病、肝病、急性感染等，应暂停运动疗法。

(2)重型糖尿病患者，病情控制不佳者，在清晨没有注射胰岛素时，不要进行体育锻炼，因为此时身体内胰岛素分泌很少，活动多了容易发生酮症。

(3)在胰岛素作用最强的时刻，例如上午11点不宜进行锻炼，如果参加运动，必须掌握好临时加餐的方法，以防止低血糖反应。在注射胰岛素后吃饭以前也要避免运动，防止发生低血糖。

(4)妊娠、腹泻、呕吐、不能进食、有低血糖危险，以及血糖太高，胰岛素用量太大、病情易波动者，慎用或不用运动疗法。

(5)不能控制饮食的糖尿病患者，单用运动疗法效果不好。在控制饮食的同时，采用运动疗法才能收到治疗效果。

(三)针灸治疗

1. 针刺对糖尿病的作用

(1)针灸刺激可影响下丘脑神经核团、改善胰岛素抵抗，从而取得一定降糖功效。

(2)针刺能够调整中枢神经系统，从而影响胰岛素、甲状腺素、肾上腺素等分泌，有利于糖代谢紊乱的纠正。

(3)针刺辨证取穴，可不同程度地改善血生化和血流变等相关指标，这对改善微循环障碍，防止血栓形成，改善周围神经的供血供氧，促进受损神经的修复，减少糖尿病慢性并发症有重要意义。

2. 针灸部位选择

(1)针刺选穴。针刺治疗糖尿病常用选穴方法有以下几种：

①主穴为脾俞、膈俞、胰俞、足三里、三阴交。配穴为肺俞、胃俞、肝俞、中脘、关元、神门、然谷、阴陵泉等。针刺方法以缓慢捻转，中度刺激平补平泻法，每日或隔日 1 次，每次留针 15～20 分钟，10 次为 1 个疗程。疗程间隔 3～5 日。

②主穴为脾俞、膈俞、足三里。配穴：多饮烦渴加肺俞、意舍、承浆；多食易饥、便秘加胃俞、丰隆；多尿、腰疼、耳鸣加肾俞、关元、复溜；神倦乏力、少气懒言、腹泻加胃俞、三阴交、阴陵泉等。针刺方法以针刺得气为指标。当患者对针刺有较强反应时，则留针 15 分钟，出针前重复运针一次再指压。

③阳经选穴：膈俞、脾俞、足三里。阴经选穴：尺泽、地机、三阴交、中脘、气海。针刺方法，两经穴位配合使用，补泻兼施，留针 20～30 分钟，隔日 1 次，10 次为 1 个疗程。

(2)分型选穴。

①上消：以多饮为主症。

主穴：脾俞、膈俞、关元、水道、胃俞。

配穴：烦躁者加肺俞、承浆；乏力、懒言、腹胀者，加胃俞、三阴交、阳陵泉、足三里。

手法：针时左右提插捻转，以得气为度，每日 1 次，10 天为 1 个疗程。

②中消：以多食易饥为主症。

主穴：脾俞、膈俞、关元、水道、胃俞。

配穴：烦躁者加肺俞、承浆；乏力、懒言、腹胀者，加胃俞、三阴交、阳陵泉、足三里。

手法：针时左右提插捻转，以得气为度，每日 1 次，10 天为 1 个疗程。

③下消：以多尿为主症。

主穴：肾俞、胰俞、肝俞、太溪、太冲、三阴交。

配穴：多食、消瘦者，加胃俞、足三里；口干、口渴者，加复溜、承浆、合谷。

手法：轻轻捻转，以得气为度，每日 1 次，10 天为 1 个疗程。

(3)灸法选穴。灸法治疗糖尿病常用穴位有：①承浆、意舍、关冲、然谷(《普济方》)。② 水沟、承浆、金津、玉液、曲池、劳宫、太冲、行间、商丘、然谷、隐白(《神应经》)。③ 承浆、太溪、支正、阳池、照海、肾俞、小肠俞、手足小指尖(《神灸经论》)。

(4)耳针选穴。耳针治疗糖尿病常选用的穴位有：①胰、内分泌、肾、三焦、耳迷根、神门、心、肝。针法为轻刺激。每次取 3～5 穴，留针 20 分钟，隔日 1 次，10 次为 1 个疗程。②主穴为胰、胆、肝、肾、缘中、屏间、交感、下屏尖。配穴为三焦、渴点、饥点。根据主证及辨证分型，每次选穴 5～6 个。针法：捻转法运针 1 分钟，留针 1～2 小时，留针期间每 30 分钟行针 1 次。隔日 1 次，两耳交替，10 次为 1 个疗程。疗效：治疗 25 例，疗后“三多”症状减轻，血糖、尿糖均明显下降，经统计学处理有显著差异。

3. 针灸注意事项

(1)糖尿病急性代谢紊乱，如糖尿病酮症酸中毒或糖尿病高渗昏迷时不宜针灸。

(2)糖尿病合并有皮肤感染、溃疡者不宜针灸。

(3)饥饿、疲劳、精神紧张时不宜马上针刺。

(4)患糖尿病的孕妇。

(5)晕针者不宜针刺。

另外，针刺前要认真检查针具，严格消毒，根据所取部位，让患者尽量采取舒适的体位，针刺应避开血管。针刺的方向、角度、深度，都要适当掌握，以免发生意外事故。

（四）糖尿病治疗仪

YF810 型糖尿病治疗仪，是以传统中医经络学原理为基础，结合现代电子毫米波技术研制完成的非介入性无创伤性的中医高科技电子治疗仪。适用于糖尿病患者，长期使用疗效肯定。

（五）中药足浴

美国医学界一项新的研究成果表明，长泡澡有助于糖尿病患者的治疗。研究报告显示，连续 3 周每天在热水中浸泡 30 分钟，可以使血糖水平降低 13%。热水浴疗法对于 2 型糖尿病患者来说，是一种更好的治疗方法，尤其对不能从事体育锻炼的患者来说可能更为有益。热水还能使他们的睡眠有所改善，心情也好多了。

祖国医学认为，人体五脏六腑在脚上都有相应的投影，脚部是足三阴经的起始点，又是足三阳经的终止点，踝关节以下就有 60 多个穴位。如果经常用热水泡脚，能刺激足部穴位，促进血脉运行，调理脏腑，从而达到强身健体、祛除病邪、治疗疾病的目的。依据中医辨证论治的原则，采用中药足浴防治糖尿病的血管并发症和周围神经病变，既提高了临床疗效，也丰富了中医药的治疗手段。

中药足浴液的配置：

气阴两虚血瘀型：生黄芪 30 克，制玄参 20 克，黄精 20 克，海风藤 30 克，威灵仙 30 克，牛膝 15 克，丹参 30 克。

阳虚气郁型：川芎 30 克，香附 20 克，桂枝 30 克，川椒 20 克，细辛 10 克，制附片 30 克。

湿热毒盛型：生大黄 10 克，土茯苓 15 克，蒲公英 30 克，紫花地丁 30 克，马勃20 克，延胡索 30 克，连翘 30 克，黄精 20 克等。

对患者辨证后，根据相应证型选择中药，加入 2 000 毫升水，煮沸 15 分钟，凉至 42 ℃左右，嘱患者取坐位，泡足 30 分钟，以软毛巾擦干。每日 1 次，3 周为 1 个疗程；每个反射区按摩 3～6 次，每日或隔日 1 次，10 次为 1 个疗程。

足浴后可配合推拿治疗。先在双足施以推、搓、摩、叩击，活动足踝部，牵拉足五趾等手法。而后用单、双指扣拳法，单、双示指桡侧刮法，双指钳法、拇指推压法等，把双足的反射区都按摩一遍。在此基础上，根据病情，选取重点反射区包括基本反射区、主要反射区、相关反射区。基本反射区：肾、输尿管、膀胱。主要反射区：胰。在胰反射区的敏感点进行反复有效的刺激。相关反射区：肺、心、脾、肝、肾、十二指肠、小腿内侧坐骨神经、肾上腺、腹腔神经丛等，还可选取行间、涌泉穴。在重点反射区进行推、压、刮等手法操作，先左足后右足，从足底到足内侧到足背，按照基本反射区→主要反射区→相关反射区→基本反射区的顺序进行。

足浴时严格控制水温，避免烫伤；足浴结束后，认真擦干，特别是足趾之间，避免感染；足部按摩时，力度要适中、动作缓和、手法正确，体弱者用指腹施力为宜；按摩后30分钟内，嘱患者饮用温开水300～500毫升；有严重皮肤出血、皮肤病、心脏病、高血压者，不适用反射区疗法；足部发生疮疖脓肿时，应处理并避开患处，在另一足同部位或同侧手部对应部位进行按摩。足疗可与其他疗法同用，但针灸除外。

五、家庭治疗原则及自我管理

糖尿病是一种终生病，患者在积极配合医生治疗的同时，要掌握以上的家庭保健方法，还必须要管理好自己的生活。

1. 少量多餐，戒烟限酒

糖尿病患者更容易处理少量的食物，因为食物越少，处理食物里的葡萄糖所需的胰岛素就越少，所以可以在两餐之间增加1～2次小点心，如一根黄瓜或几块饼干。吸烟会加速糖尿病各种并发症的发生与发展，应戒除；少量低热量的啤酒及不甜的葡萄酒（如干红葡萄酒）较适合糖尿病患者，因为其中的碳水化合物含量较低。

2. 维护口腔清洁

糖尿病患者必须维护口腔清洁，因为糖尿病患者特别容易受到感染，他们也较容易发生牙龈疾病。一般人所做的每一项牙齿保健，糖尿病患者更需要确实做到，要常去看牙医，尤其是仔细刷牙及使用牙线，以清除齿垢及防止牙结石的产生。

3. 保护好你的脚

除了胰岛素之外，糖尿病患者最弱的一环是足部。糖尿病引起的神经受损会减低疼痛的感觉，以致糖尿病患者未察觉足部就已受伤。血管受损意味着受伤及感染不易复原，一个小疮可能会变成坏疽，从而导致患部的切除。

定期检查足部。检查你的脚，一天2～3次，确保足部无发红、瘀青、割伤、水疱、裂痕、发热、肿大或感染。

保持干净。每天以温和香皂彻底清除足部，并将它们拍干，在脚趾间撒些爽足粉，并经常更换袜子。

冷天记得保暖。但勿用热水瓶或热敷袋，因为它们可能烫伤你的脚，而你却毫不知情。

确保穿鞋舒适。研究指出，慢跑鞋比一般定做的昂贵鞋子更适合糖尿病患者。今天慢跑鞋与步行鞋已成为“足部支撑系统”的一部分。切记在你套上鞋子之前不要忘了穿袜子。

4. 减轻压力，放松心情

压力及焦虑可能使糖尿病的控制出现两极化。有些人的血糖将蹿升，有些人的则骤降。当糖尿病患者感到沮丧及焦虑时，他们往往无法遵循原来的控制计划，使摄取脂肪与糖类的坏习惯故态复萌。

5. 随声携带糖果和卡片，做好自我保护

糖尿病患者由于过量的运动、不能及时进餐以及用药不规则有可能出现低血糖反应，所以应随身携带水果糖或糖尿病专用葡萄糖，当血糖较低时及时服下，避免低血糖发生。并且随身携带糖尿病卡，卡片上包括您的姓名、年龄、住址、电话，注明您是糖尿病患者，如果出现意外，别人怎样帮助您等。

（王　欢　鲍陶陶）

第二章　骨质疏松症

骨质疏松症(osteoporosis,OP)是一种以骨量低下,骨微结构破坏,导致骨脆性增加,易发生骨折为特征的全身性骨病。2001 年美国国立卫生研究院提出骨质疏松症是以骨强度下降、骨折风险性增加为特征的骨骼系统疾病。骨强度反映了骨骼的两个主要方面,即骨矿密度和骨质量。骨质疏松症分为原发性和继发性两大类。原发性骨质疏松症的发生与激素调控、营养状态、物理因素、免疫状况及遗传等五方面因素有关。与骨质疏松发生有关的其他因素包括种族、地区、饮食习惯等。如本病发病率有种族差异,其发病率高低依次是白种人、黄种人、黑种人。青藏高原牧区少数民族的骨质疏松发生率比内地多雨多雾地区的汉人低。有骨质疏松家族史的和瘦长型、瘦矮型体质的人发病率均较高。有烟酒嗜好者骨质疏松发病率较高。原发性骨质疏松症又分为绝经后骨质疏松症(Ⅰ型)、老年性骨质疏松症(Ⅱ型)和特发性骨质疏松症(包括青少年型)三种。绝经后骨质疏松症一般发生在妇女绝经后 5～10 年内;老年性骨质疏松症一般指老人 70 岁后发生的骨质疏松;而特发性骨质疏松症主要发生在青少年,病因尚不明。

骨质疏松症具有"四高一低"的特点,即高发病率、高死亡率、高致残率、高费用和低生活质量。2009 年 9 月 22 日,由中国健康促进基金会在北京正式发布的《骨质疏松症中国白皮书(2008 年)》显示,按调查估算,全国 2006 年 50 岁以上人群中,约有 6 944 万人(男 1 534 万,女 5 410 万)患有骨质疏松症。但是骨质疏松基金会主持的一项最新研究估计,至 2020 年,中国骨质疏松症或骨密度低的患者将达到 2.86 亿,而 2050 年,这一数字将上升至 5.333 亿。为治疗伴随而至的髋部骨折，2020年，全国医疗支出将达850亿元人民币。2050年，这一数字将跃升至1.8万亿元人民币。

1994年WHO提出根据骨密度(BMD)测定结果，确定低骨量[低于同性别人群峰值骨量的1个标准差(SD)以上但小于2.5SD]、骨质疏松(低于2.5SD以上)或严重骨质疏松(骨质疏松伴一处或多处自发性骨折)。其主要表现在骨骼特定的承载部位(如股骨颈、腰椎)骨形态或功能关系失常，临床上以疼痛、身长缩短、驼背、骨折以及呼吸系统改变等为特点。严重的患者还可能与高血压、动脉硬化、老年性痴呆、糖尿病、免疫功能低下等同时出现。本病起病缓，病程长，好发于51～75岁的绝经后妇女以及70岁以上的老年人，女性较男性多见。

目前对骨质疏松症的治疗尚无特效的药物及方法。采取预防为主、防治结合的方法，可减轻疼痛，延缓骨量的丢失，避免骨折及其他并发症。

【中医认识】

在中医文献中无骨质疏松症这一病名，从其发病部位及临床症状来看，隶属祖国医学的“骨痹”“骨痿”范畴。中医认为“肾主骨，藏精，精生髓以养骨”，肾精充足，则骨骼生化有源，坚固充实，强健有力，因此肾虚是本病的根本原因。“脾主四肢肌肉，统血”，同时骨质疏松症与冲任二脉及天癸有关，天癸乃生殖之精，源于先天，受后天的滋养，若脾胃之气不充，阳明精衰则气血生化无源，经脉空虚，冲任失养，肾精衰败，天癸竭止，则无以生髓充骨则骨痿。因此此病病机为本虚标实，虚实相兼，以脾肾亏虚，骨枯髓痿为本，邪阻经络为标。现代研究表明，肾虚时发生内分泌系统紊乱，免疫功能下降，微量元素变化等一系列的内环境的改变，同时血瘀是骨质疏松症的促进因素，在脾虚基础上形成血瘀，痹阻经络。中医认为瘀不去则新不生，从而加重骨质疏松症的病情。

1. 肾虚精亏，骨失所养

肾主骨，生髓，髓藏于骨质，滋养骨骼。肾精充足，骨髓生化有源，故骨骼坚固有力，如《内经》云“肾实则骨有生气”；若肾气不足，肾精虚少，骨髓化源不足，骨髓失充，致骨脆不坚，发为骨痿。如《圣济总录》中云："肾不荣，则髓不能满。"《素问·痿论》中也说："肾气热则腰脊不举，骨枯而髓减，发为骨痿。"

2. 肝肾亏虚，髓枯筋痿

肾主骨，肝主筋，肝肾乙癸同源，为先天之本。久病失调，或情志内伤，或房劳太过等致肝肾阴精亏耗；或年高肾衰，肾精不足，致筋脉失养，髓枯筋痿而发病。《儒门事亲·指风痹痿厥近世差玄说》中言："痿之为状，由肾水不能胜心火，肾主两足，故骨髓衰竭，由使内太过而致然。"

3. 脾肾两虚

脾为后天之本，主运化，布精微，化水湿，有赖命火之温煦；肾为先天之本，温养脏腑组织，气化水液，须靠脾精来供养。长期饮食不节，损伤脾胃，日久脾胃功能下降，气血生化之源不足，内不能调和五脏六腑，外不能洒陈于营卫经脉；加之年高体虚，阴阳俱虚，先天之本肾精亏虚，天癸枯竭，不能生髓养骨；后天之本脾失健运，不能运化水谷精微以养骨，而致骨失所养，导致本病。如《素问病机气宜保命集》中曰："脾病四肢不用。"

4. 肾虚血瘀

一方面血瘀导致新血不生，血不化精，肾精不充，骨失所养；另一方面血瘀日久，成湿化热，而致脉络不通，骨失所养；另外，由于年老体虚，气血衰败，脏腑功能减退，日久致血瘀、骨骼失于濡养而出现骨质疏松症。如《景岳全书》中指出痿证因"元气败伤则精亏不灌溉，血虚不能营养者亦不少矣……"

5. 外伤骨折，气滞血瘀

血行不畅，阻塞经络，气血不能营养骨骼；加之外伤患者长期固定，缺乏锻炼，更易导致气滞血瘀，血行不畅，骨骼失养而痛；或外伤后感受寒湿，寒性收引，经脉阻滞，湿性重浊，停留于经，加重气血瘀滞。

中医对老年骨质疏松症的诊治具有自身独特的理论体系和丰富的实践经验。它以阴阳学说为指导思想，脏腑学说为理论核心，根据老年人阴阳渐衰而五脏日虚，易感外邪，易伤七情，易生积滞，易受外伤，以致骨骼衰败的生理特点和虚中夹实，多瘀、易伤易变等病理特点，突出辨证论治，强调综合治疗，重视补益肝肾、调理气血、调护预防。一般证治分为四大类型。

1. 肾阳虚

腰背疼痛，夜重日轻，或背部肌肉强直感，重者出现驼背或骨折，下肢酸软无力，足跟疼痛，伴面色苍白，形寒肢冷，神疲倦怠，小便清长，舌淡，苔白，脉沉细。治疗用温肾壮阳法，选用桂枝附子汤加减，处方用附片、桂枝、白芍、生姜、大枣、淫羊藿、川断、牛膝、甘草等。

2. 肾阴虚

腰背关节酸痛，时有骨痛，骨蒸潮热，伴有五心烦热，心悸烦闷，头昏耳鸣，舌质红，苔少，脉弦细而数。治疗用补肾滋阴法，选用大补阴丸(《丹溪心法》)加减，处方用生地、熟地、炙龟甲、黄柏、桑寄生、炙首乌、甘草、泽泻、鸡血藤等。

3. 肝肾阴虚，虚火上亢

骨蒸潮热，盗汗，腰酸，脚软，面红，眩晕耳鸣，心烦易怒，少寐多梦，舌红少苔，脉尺速而有力。治疗用补肾阴、泻虚火法，选用大补阴丸(《丹溪心法》)加味，处方用黄柏、知母、熟地黄、龟甲、山萸肉、枸杞、鹿角胶、旱莲草、丹皮、地骨皮等。

4. 气血亏虚

腰酸腿痛，筋骨痿弱无力，疼痛绵绵，行走艰难，神疲乏力，舌淡，苔白，脉沉细。治疗用补益气血、壮健筋骨法，选用大健步壮骨丸(原名健步虎潜丸，出自《伤科补要》)加减，处方用龟胶、鹿胶、狗骨、何首乌、川牛膝、当归、熟地、威灵仙、黄芪、党参、白芍、鸡血藤、骨碎补等。

【中医保健措施】

一、未病先防

过去只发生在中老年人身上的骨质疏松症近年来正在年轻化，这和部分年轻人的不良生活方式有关。例如，经常喝咖啡、抽烟、喝酒、喝碳酸饮料等都是骨质疏松的诱发因素，同时，年轻女性还普遍存在容易引起骨质疏松的两大不良生活习惯:缺乏运动与缺乏日晒。年轻时的不良习惯会给骨质健康埋下很大的隐患,直接导致不少女性到了中年或绝经后出现骨质疏松症。

骨质疏松症目前尚没有特效的治疗药物,阻止骨质疏松症最有效的方法是从年轻时就开始预防,可以通过改变生活方式而避免。重点在于坚持运动、合理饮食、科学补钙、戒烟少酒。

(一)坚持运动

中国骨质疏松学会主任委员刘忠厚教授认为,虽然食用豆腐、牛奶、深绿色蔬菜、鱼肉,摄取维生素D等都可防止骨质疏松,但运动才是强化骨骼,防止骨质疏松发生的重要因素。因为,缺钙是骨质疏松的主要原因之一,而运动可以促进钙的吸收、利用和在骨骼内的沉积,对骨质疏松有积极的预防作用。

运动以户外运动为最好。因为户外运动有一举多得之功效。户外运动可接受充足的阳光,使体内维生素D浓度增高,并能改善胃肠功能及钙、磷代谢,这也增强了体内钙吸收。适量运动还可使人的食欲增强,促进胃肠蠕动和增进消化功能,提高对钙等营养物质的吸收率,并促进骨骼的钙化。运动能增加骨的血流量,有利于血液向骨骼内输送钙离子,以及破骨细胞向成骨细胞转变,促进骨骼的形成。因此,运动在增加骨质的同时,也增加了人体对钙的需求量。反之,长期不运动,人体骨质对钙的需求量就会减少,大量的骨钙会游离到血液中,并随尿液排出体外,从而降低骨密度。

(二)合理饮食

(1)饮食适量。骨质疏松者的饮食必须适量,暴饮暴食除了对胃肠道有损害外,还不利于营养物质的吸收。一次摄入食品过多,虽然营养物质很多,但身体不能有效地吸收和利用,只能将过多的部分排出体外,因而无益于纠正骨质疏松。

(2)多吃富含钙、磷、维生素的食物。如虾皮、鸡蛋、乳制品、海藻、豆制品以及新鲜绿叶菜、花菜。配合户外活动,接受阳光照射。

(3)主食以米、面、杂粮为主,做到品种多样,粗细搭配。

(4)可以配合饮食再吃一些补钙食品、药膳等,戒掉不良生活习惯,如饮酒、饮浓咖啡、饮浓茶、饮碳酸饮料、吸烟等。最好忌食辛辣食物。

老年人除补钙外，还应该多吃富含蛋白质和维生素C的食物，提高免疫能力，尽量延缓衰老进程，降低衰老程度。

（三）科学补钙

补钙应当从20岁就开始。最好的补钙方法是喝奶，每天应当喝500毫升牛奶，因为牛奶富含钙、蛋白质，钙、磷比例恰到好处，并含有维生素A和维生素D，可以更好地促进人体对钙的吸收。比较科学的方法是每天喝“2＋1”袋奶，即两袋250毫升的牛奶，外加一杯120毫升的酸奶。

也可以补充钙剂。专家建议，每天补充较大剂量的钙（比如1 000毫克）时，分次服用比一次性服用的吸收效果更好。当体内胃酸含量较多时（如饭后），吸收率会高些。但由于补钙过多，可能会影响到人体对铁和锌的吸收，因此，一般建议胃酸分泌量较低的人饭后补钙；而胃酸正常的人，可在两顿饭间先吃些小饼干再服用。

补钙的同时不能忽视钙的最佳搭档维生素D。维生素D能促进钙、磷的吸收和骨骼的钙化，维持骨骼和牙齿的正常生长。食物中的维生素D主要存在于鱼肝油、深海鱼（如沙丁鱼）、动物肝脏、奶油以及蛋黄等动物性食品中。但是，这些动物性食品往往胆固醇含量很高，血脂高的人不宜多吃。所以，应当利用晒太阳使身体合成维生素D。每天（尤其是冬天）在户外晒15～30分钟太阳，可以促进维生素D的生成，提高补钙效果。

（四）戒烟少酒

吸烟对骨质的影响可能与烟草中的烟碱有关。烟草中的尼古丁可影响钙的吸收，烟碱能增加骨吸收，抑制骨形成。适量的饮酒可减少骨量的丢失，而过量饮酒则会增加骨量的丢失。在各类酒中，啤酒和蒸馏酒致骨质疏松的作用最明显，而葡萄酒作用不明显。

二、既病防变

1. 肾阳衰微

症状：腰膝酸软，动则气怯，神衰自汗，腰痛，畏寒肢冷，舌淡胖苔白，脉沉细。治法：温补肾阳，强筋壮骨。方药：右归丸加减（熟地黄、山药、肉桂、山萸肉、党参、黄芪、附子、杜仲、菟丝子、巴戟天、鹿角霜、补骨脂）。

2. 肝肾阴虚

症状：腰膝酸软，虚热盗汗，头晕耳鸣，舌红、苔少，脉细数。治法：滋补肝肾，强身壮骨。方药：左归丸加减（熟地黄、山药、山萸肉、枸杞子、怀牛膝、杜仲、狗脊、女贞子、茯苓、龟板胶）。若阴虚内热偏盛，颧红盗汗，五心烦热者，加知母、黄柏；若水亏不能制火，致心火偏旺，心悸心烦，失眠多梦者，加黄连、酸枣仁、夜交藤。

3. 脾肾阳虚

症状：腰膝酸软，腹部冷痛或五更泻泄，舌淡、苔白或厚腻，脉沉细。治法：健脾补肾。方药：健脾补肾方（熟地黄、巴戟天、生姜、肉桂、附子、五味子、肉苁蓉、杜仲、白术、茯苓、山药、鹿角霜、丁香）。

4. 肾亏骨痿

症状：腰膝酸软，身寒肢凉，行走艰难，潮热盗汗，头晕目眩，面色不华，舌红、苔少，脉细数无力。治法：补肾壮骨，填精益髓。方药：虎潜丸加减（龟板、知母、熟地黄、白芍、锁阳、当归、桑寄生、川牛膝、鹿角胶、鹿角霜、煅牡蛎、菟丝子、人参、白术、杜仲、黄柏、茯苓）。

5. 肾虚血瘀

症状：有骨折或胃切除病史，或劳损过度所致，腰背酸胀，伴有骨节疼痛如针刺，肢体麻木，舌苔紫暗或有瘀斑，脉细涩。治法：补肾益气，活血强骨。方药：益肾活血方（杜仲、人参、熟地、当归、川芎、桃仁、红花、土鳖虫、白芍、川续断、枸杞子、山萸肉、山药、延胡索、鹿角胶、骨碎补、赤芍）。

【病后保健】

一、生活调理

(1)生活有规律,戒烟限酒。

(2)不偏食,摄入足量的富含钙质以及各种维生素的食物,同时多喝牛奶。

(3)加强锻炼,定期有计划地参加户外活动,如打太极拳、散步、慢跑等,运动量要根据自身的体质来定,同时要经常晒太阳。

(4)服用一些预防性的药物,一个人每天钙的需求量是1000毫克,而根据我国饮食习惯,每天摄入钙的量是400毫克,远远低于正常需求,因此可适当地服用补钙药物和维生素D。

二、饮食调理

(一)饮食调护

1.营养原则

(1)合理补钙。多吃富含钙的食物,每天补钙剂500～1000毫克。

(2)钙磷比值应以(1～1.5)∶1为好。

(3)补充微量元素。补钙的同时,补充微量元素锌和铜比单纯补钙效果好。氟对骨骼与牙齿形成有重要作用。氟化物对原发性骨质疏松症的治疗范围是每天吸收10～20毫克氟。

(4)补充脂溶性维生素。活性维生素D_3对骨健康的作用是双重的,补充足够的维生素D,不仅可以提高骨密度,还可提高骨强度。维生素A参与骨有机质胶原和黏多糖的合成,对骨骼钙化有利,饮食中维生素A不足时,应再额外补充维生素A。

(5)适量蛋白质。蛋白质不足可能是导致营养不良儿童出现骨骼生长迟缓和骨质量减少的重要病理学因子。

2. 适宜食物

(1)主食及豆类的选择:豆类及豆制品、面筋、大米、花生等。

(2)肉蛋奶的选择:牛奶、鱼类、虾、蟹、乳制品、沙丁鱼、青鱼、鸡蛋、红肉、牡蛎、虾米等。

(3)蔬菜的选择:油菜、胡萝卜、青椒、西红柿、西兰花、茄子、莴苣、黄瓜、西芹等。

(4)水果的选择:苹果、香蕉、猕猴桃、橘子等。

(5)其他:芝麻、核桃、松子、蘑菇。

3. 饮食宜忌

低磷、低盐、低脂、低糖饮食,戒烟、限酒、少喝咖啡。因为过高的盐、糖分和脂肪会影响钙的吸收。另外醋有助于钙的吸收,可适量添加于食物中。

(二)中医食疗

1. 大众食疗方

(1)茯苓羊肉包子

【原料】茯苓 30 克,面粉 1 千克,鲜羊肉 500 克。

【制作】先取茯苓煎煮 3 次,每次加水适量,沸后 1 小时取药汁。3 次药液合并加入面粉,常法发面。将羊肉剁成肉末,与其他作料拌成肉馅。待面发好后,做成包子,蒸熟。

【用法】每日 1 次,可作主食或作早晚餐食用。5~7 天为 1 个疗程。

【功效】温补脾肾。适用于脾肾阳虚者。

(2)茯苓牡蛎饼

【原料】茯苓细粉、米粉、羊骨细粉、生牡蛎细粉、白糖各等份。

【制作】取以上诸粉,加水适量,调和成软面,擀成薄片,加适量油、盐,做成小饼,烙熟即成。

【用法】可作点心服食。

【功效】补脾肾,壮筋骨。适用于脾肾亏虚者。

(3)法制黑豆

【原料】黑豆500克，山茱萸、茯苓、当归、桑葚、熟地、补骨脂、菟丝子、旱莲草、五味子、枸杞子、地骨皮、黑芝麻各10克，食盐100克。

【制作】将黑豆用温水浸泡30分钟，备用。再将其他12味药装入纱布袋内，扎紧，放入锅中，加水适量，煎煮半小时，取出药液。如此煎煮4次，将药液合在一起。取药液、黑豆、食盐，至豆熟液涸，取出暴晒至干，装入罐内或瓶内备用。

【用法】每日取适量嚼服。

【功效】补肾养肝，强筋壮骨。适用于肝肾阴虚者。

(4)黄豆猪骨汤

【原料】鲜猪骨250克，黄豆100克。

【制作】黄豆提前用水泡6～8小时；将鲜猪骨洗净，切断，置水中烧开，去除血污；然后将猪骨放入砂锅内，加生姜20克、黄酒200克，食盐适量，水1000毫升，经煮沸后，用文火煮至骨烂，放入黄豆继续煮至豆烂，即可食用。

【用法】每日1次，每次200毫升，每周1剂。

【功效】鲜猪骨含天然钙质、骨胶原等，对骨骼生长有补充作用。黄豆含黄酮苷、钙、铁、磷等，可促进骨骼生长和补充骨中所需的营养。此汤有较好的预防骨骼老化及骨质疏松的作用。

(5)桑葚牛骨汤

【原料】桑葚25克，牛骨250～500克。

【制作】将桑葚洗净，加酒、糖少许蒸制。另将牛骨置锅中，水煮，开锅后撇去浮沫，加姜、葱再煮。见牛骨发白时，表明牛骨的钙、磷、骨胶等已溶解到汤中，随即捞出牛骨，加入已蒸制的桑葚，开锅后再去浮沫，调味后即可饮用。

【用法】每日1次，每次200毫升，每周1剂。

【功效】滋阴补血，益肾强筋。尤其适用于骨质疏松症、围绝经期综合征肝肾阴虚者。

(6)虾皮豆腐汤

【原料】虾皮50克，嫩豆腐200克。

【制作】虾皮洗净后泡发；嫩豆腐切成小方块。上料加葱花、姜末及料酒，入油锅内煸香后加水烧汤。

【用法】每日 1 次，每次 200 毫升，可每日饮用。

【功效】虾皮每 100 克钙含量高达 991 毫克，豆腐含钙量也较高，常食此汤对缺钙引起的骨质疏松症有效。

(7)猪皮续断汤

【原料】鲜猪皮 200 克，续断 50 克。

【制作】取鲜猪皮洗净去毛、去脂，切小块，放入蒸锅内，加生姜 15 克，黄酒 100 克，食盐适量；取续断煎浓汁加入锅内，加水适量，文火煮至猪皮烂为度，即可食用。

【用法】每日 1 次，分次服。

【功效】强筋健骨，补益肝肾。此粥有利于减轻骨质疏松引起的疼痛，延缓骨质疏松的发生。

(8)黄芪虾皮汤

【原料】黄芪 20 克，虾皮 50 克。

【制作】先将黄芪切片，入锅，加水适量，煎煮 40 分钟，去渣，取汁，加入洗净的虾皮，加水及葱、姜、精盐等调味品，煨炖 20 分钟，即成。

【用法】佐餐当汤服食。

【功效】补益脾肾，补充钙质，抗骨质疏松。适用于骨质疏松症脾肾亏虚者。

(9)萝卜海带排骨汤

【原料】排骨 250 克，白萝卜 250 克，水发海带 50 克，黄酒、姜、精盐、味精各适量。

【制作】将排骨加水煮沸去掉浮沫，加上姜片、黄酒，小火炖熟。熟后加入萝卜丝，再煮 5～10 分钟，调味后放入海带丝、味精，煮沸即起。

【用法】佐餐当汤服食。

【功效】补钙，抗骨质疏松。适用于骨质疏松各证型。

2. 辨证食疗方

(1)肾阴亏虚型

主要表现:腰膝酸痛,喜揉喜按,遇劳加重,卧则稍减,反复易发,倦怠乏力,五心烦热,眩晕耳鸣,形体消瘦,舌红苔少,脉细数。

食疗推荐:六味地黄粥。山药 30 克,茯苓 15 克,山萸肉 6 克,泽泻 10 克,熟地 12 克,丹皮 10 克,大米 100 克。将诸药加水煎取药汁,去渣,再加大米煮粥,熟后即可食用,分 2 次,1 日服完。功能补肾养肝、壮骨强筋。

(2) 肾阳亏虚型

主要表现:腰部酸软,双膝酸冷,面色苍白,手足不温,少气乏力,夜间尿多,大便溏薄,舌淡苔薄,脉细沉。

食疗推荐:当归炖羊肉。山药 15 克,山萸肉 9 克,熟地 15 克,枸杞子 15 克,杜仲 12 克,淫羊藿 12 克,巴戟 10 克,当归 12 克,制附片 6 克,羊肉 500 克,食盐、黄酒、味精、姜片等作料适量。羊肉洗净切片后放入砂锅中,再将上药洗净用纱布裹好放于锅内,加入姜片、食盐、黄酒及水,先用武火烧开,再用文火炖至羊肉烂熟,然后加味精适量即可食用。功能补肾益阳、壮骨强筋。

(3)气血两虚型

主要表现:全身多关节酸痛肿胀,兼有神疲倦怠、少气懒言,四肢痿软,乏力自汗,心慌心悸,失眠多梦,头晕目眩,舌淡苔薄白,脉细弱。

食疗推荐:八珍粥。党参 30 克,当归 12 克,茯苓 15 克,熟地 12 克,白术 15 克,杭白芍 15 克,川芎 10 克,炙甘草 6 克,大米 100 克,白糖适量。将上药加水煎取药汁,去渣,再加大米煮粥,熟后即可食用,分 2 次,1 日服完。功能补气养血、壮骨强筋。

(4)血瘀腰痛型

主要表现:腰部刺痛,或痛处不移,日轻夜重,痛处拒按,舌有瘀斑,苔薄,脉弦或涩。

食疗推荐:身痛逐瘀酒。桃仁、川芎、红花各 100 克,延胡索、枸杞子、丹参、川牛膝各 150 克,香附、穿山甲、佛手各 50 克,白酒 3 千克。将上述各味药物切碎，纳入纱布袋内，扎紧袋口，放入酒坛内，倒入白酒密封浸泡1个月以上，每天振摇1次，即成。功能活血化瘀、理气止痛。

三、情绪调理

骨质疏松症状的轻重与人的心理状态关系密切。胸怀广阔、心情愉快、性格豁达者症状往往较轻，治疗效果也好；心胸狭窄、性格怪僻、心情压抑者症状常较重，治疗效果也较差。因此，心理状态的调整日益受到重视。

骨质疏松症是一个慢性疾病，需要长期进行饮食、运动调理以及药物的治疗。所以，患者需有恒心、耐心，要有顽强的意志。患者应制订科学合理的康复计划，保持心情舒畅、精神愉悦，达到预防骨质疏松症的发生与发展的目的。

四、保健疗法

（一）物理疗法

骨质疏松症的物理疗法主要是光线疗法，即人工紫外线疗法、日光浴疗法，对疾病起重要的直接治疗作用。还可应用电、磁、温热等物理疗法对症治疗，缓解症状。

1. 日光疗法

光照可以使皮肤维生素D合成增加，促进骨钙沉积。因而提倡户外活动，接受阳光照射。有一点需要注意的是，紫外线不能透过玻璃，因此隔着玻璃晒太阳，对增高体内维生素D的含量是没有用处的。

2. 高频电疗

如用短波、超短波、微波及分米波等治疗仪治疗，具有止痛、改善循环的作用。

3. 脉冲电磁场刺激疗法

脉冲电磁场刺激，可以促进成骨细胞中钙离子的内流，使成骨作用显著增强，从而改善骨代谢功能；同时加速骨组织的生长，提高骨矿含量和骨密度，加速骨折的愈合。目前，脉冲电磁场骨质疏松治疗仪已经应用于临床，对老年性骨质疏松症所引起的膝关节、髋关节疼痛，腰背部酸痛有很好的治疗作用。它主要的作用原理是将多个电磁块固定于人体易发生骨质疏松症的部位，如腰部、左右髋骨、踝关节等部位，通过脉冲电磁场磁力线穿透皮肤深入到骨组织内部，从而激活成骨细胞，减少骨量的丢失，缓解疼痛。这种物理治疗的临床特点是无创伤，无毒副作用，治疗便捷，非常适合中老年人各种骨质疏松症、腰腿痛、骨关节疼痛、脚抽筋、骨折后康复等。

（二）运动疗法

美国运动医学会推荐骨质疏松症患者的运动方案是力量训练、健身跑步和行走运动。需要说明的是，骨质疏松症患者，一般平时都缺乏适当的运动锻炼，其骨骼系统承受负荷的能力比较低。因此，在进行运动治疗时，一定要循序渐进，逐步增加活动量，并且其训练计划应着重在保持适量的有氧运动和力量训练上，严格控制运动量和运动强度。训练过程中，要注意加强监督，避免运动损伤。

1. 有氧运动

有氧运动可以使体内脂肪含量减少，减轻体重，从而减轻身体自身负荷给骨骼带来的负担，避免骨骼变形，改善关节功能，增强骨骼的弹性和韧性，防止摔跤的发生。另一方面，有氧运动还可使与骨代谢有关的激素或激素样物质发生积极变化，提高激素水平，参与骨代谢，从而对骨细胞分裂增殖、预防骨微细结构的改变起到显著促进作用。此外，有氧运动可提高消化功能，促进胃肠道蠕动，增加饮食中营养物质的吸收。

运动方式：步行、慢跑、有氧健身操、健身器械、游泳。

频率：每周3～5天。

运动时间：每次20～30分钟。

运动强度：40%～70%最大心率（最大心率＝220－年龄）。

2. 力量训练

它可促进成骨细胞代谢，对增加骨细胞的生成产生积极的效应，耐力性运动还可对骨量或骨密度的增加产生有益的影响。

运动方式：健身操、健身器械。

频率：每周锻炼 2 天。

运动时间：每天 20～40 分钟。

训练强度：锻炼时使出 50％最大力量 1 次和 70％最大力量 3 次，循环 8 次为 1 组。

（三）针灸疗法

针灸治疗骨质疏松症应遵循三个层次的原则：骨质疏松症的病因众多，病机及临床表现复杂，临床首先应辨证论治，确定病变所涉及的脏腑经络，病位之深浅，病性之寒热虚实，进而确定治则、腧穴及补泻手法。其次应辨证与辨病相结合，骨质疏松症的类型很多，有原发的，有继发的，故在辨证论治的前提下要结合现代医学对本病的认识，有针对性地选用穴位。第三是对症选穴，针对骨质疏松症常见的腰背痛、骨痛等症状选用适当的穴位。

（1）肾虚证：为骨质疏松症的基本证型，凡有骨量减少都可辨为此证。临床辨证有偏阴虚、偏阳虚、阴阳俱虚或肾精不足之分，但总以补肾为要。治宜补肾益精、壮骨填髓，选用补肾基本方，取足太阳、足少阴、任脉为主，采用补法或加灸。肾俞、太溪补肾，关元、神阙补养真元，大杼、绝骨、阳陵泉以壮骨填髓舒筋，肾阳虚者加灸命门。

（2）脾肾阳虚证：在肾虚证的基础上兼见脾阳虚的症状，治宜健脾补肾。在补肾基本方的基础上加脾俞、太白、足三里以补益后天，调养脾胃。针用补法或加灸。

（3）肝肾阴虚证：在肾虚证的基础上兼见肝阴虚的症状，治宜滋水涵木。补肾基本方加肝俞、太冲。用补法，不灸。

（4）瘀血阻络证：症见腰背、颈项、髋、膝、踝关节疼痛，痛处固定，舌质紫暗或见瘀点瘀斑，脉细涩。治宜活血化瘀，补肾基本方加血海、三阴交。

（5）寒湿痹阻证：症见腰背痛或全身骨痛，遇寒加重，身重困倦，或关节屈伸不利，舌苔白滑，脉滑。治宜温化寒湿，补肾基本方加阴陵泉，重灸关元。

此外，骨的代谢周期较长，一般而言，整个骨的重建过程为 3～4 个月，且此时只有70%的骨基质矿化，完全矿化还需4个月左右。故整个针灸疗程至少需要半年。为防止穴位疲劳性，可在治疗期间适当休息几次或采用两组穴位交替治疗。

（四）按摩疗法

现将治疗老年骨质疏松症的按摩功分述如下：

（1）扣“攒竹”。用弯屈拇指的突出部左右交替叩击双侧攒竹穴（位于眉头陷中），每穴15～20次，用力以微感不适为度。

（2）点“睛明”。以两食指分别点按双侧睛明穴（眼内角内上方0.1寸）15～30秒，以微感不适为度。

（3）按“太阳”。用两手食指端分别压在双侧太阳穴上旋转，顺、逆时针方向各揉按10～15次。

（4）叩牙齿。口轻闭，上下牙齿相互轻叩20～30次。有防止牙齿松动脱落、促进消化功能的作用。

（5）揉眼皮。以两手拇指轻按双侧眼皮，然后旋转揉动，顺、逆时针方向各揉20次。

（6）摩鼻背。用拇指背用力摩擦双侧鼻背至局部发热。此法有助于通气，可预防感冒，增强机体抵抗力。

（7）干洗脸。两手手指并拢，由额向下洗脸20～30次。

（8）假梳头。两手指尖接触头皮，从额到枕后，从头顶到颞侧进行梳头，以头部有热感为度。

（9）鸣天鼓。两手掌心紧按两耳孔，两手中间三指轻击后枕部10次，然后掌心掩按耳孔，手指轻按后枕部不动，再突然抬离，接连开闭放响10次，最后两食指插入耳孔内转动3次，再突然放开。这样算1次，共做3～5次。

（10）揉胸脯。以两手掌按在两乳外上方，旋转揉动，顺、逆时针方向各揉10次。有加速血流、减少胸肌疲劳的作用。

（11）抓肩肌。以右手拇指、食指、中指配合捏起左肩肌，左手则捏起右肩肌，交叉进行，各10次。有松肩、去疲劳作用。

(12)点“膻中”。以拇指肚稍用力压两乳头连线中点处(即膻中穴),约30秒后突然放开,如此重复5次。有豁胸、顺气、镇痛、止喘作用。

(13)揉“环跳”。坐位或站位,左拇指端揉左侧环跳穴(股骨大转子与骶管裂孔连线的外1/3处),再用右手拇指端揉右侧环跳穴,交叉进行,各10次。有通经活络、壮筋强足作用。

(14)搓腰眼。两手紧按腰眼,用力向下搓到骶尾部,左右手一上一下同时进行,共30次。有壮腰强肾、防治腰痛的作用。

(15)甩双手。两臂自然下垂,向前向后甩动30～50次。有放松肩、臂、腕、指关节,通畅气血,增强手臂功能的作用。

(16)捶两臂。左右手握空拳,在对侧上肢从肩到手腕扑打共20～30次。有通经活络、灵活关节、防止关节炎及手臂酸痛的作用。

(17)顶十指。两手掌心相对,左右手指用力相顶共10次。有活动指关节、促进手部功能的作用。

(18)捏虎口。以右手拇、食指捏左手虎口,再以左手拇、食指捏右手虎口,各10次。有增进手部功能的作用。

(19)旋膝盖。两手掌心紧按双膝,先向外旋转10次,再向内旋转10次。有灵活筋骨、增强膝部功能的作用。

(20)擦大腿。两手抱紧一侧大腿根部,用力下按到膝盖,然后擦回大腿根部,来回共20次。有促使关节灵活、增强腿肌、防止腿病等作用。

(21)掐跟腱。以拇、食指掐跟腱,每侧掐20次。有改善足部功能、消除下肢疲劳,增强脚力的作用。

(22)搓足心。两手搓热后,用手搓两脚心,左右各搓80次。有导虚火、舒肝明目的作用。

以上手法要遵照“轻、巧、慢、短、稳”原则。按摩部位的皮肤必须清洁,并要裸露,以便找对穴位和应按的部位。

五、家庭治疗原则及自我管理

骨质疏松症给患者生活带来极大不便和痛苦,治疗收效很慢,一旦骨折又可危及生命，因此，要特别强调落实三级预防。

一级预防是无病防病，提倡人们增加户外活动，接受阳光照射，进行不同年龄段的承重运动，均衡营养，增加钙摄入，控制体重，戒烟，限酒，使人们在儿童期、青春期、孕乳期、成人期，能够储备更多的骨矿物，争取获得理想的峰值骨量。

二级预防是有病早治，通过药物与非药物治疗，缓解骨痛，提高生活质量。

三级预防是综合防治，重点是防止骨折，改善肌力和视力，提高平衡和反应能力，防碰，防摔，防骨折。如发生骨折，应由专科医生进行治疗康复，防止并发症的发生。

家庭治疗原则应以预防为主，预防骨质疏松症的目的是维持正常的骨量，即充分储备，避免丢失。应包括：青少年期获取最高的骨峰值，避免更年期后和老龄期各种促使骨量丢失的因素。

1. 充分储备

在儿童成长发育期，宣传有关知识，加强体力锻炼，科学合理膳食，增加钙的摄入，纠正不良生活习惯，及时排除不利因素以增加生长期骨量的积累。

2. 避免丢失

养成良好的生活习惯，减少导致骨质疏松的危险因素。

（1）避免长期大量饮酒、吸烟、饮用含咖啡因饮料或浓茶等。

（2）改变饮食习惯：补充蛋白质饮食，但也不要摄入过量，尤其是中老年体胖者需减轻体重，因为肥胖者较消瘦者更易患骨质疏松。

（3）适当运动：体力锻炼可刺激成骨细胞活性，坚持力所能及的体育锻炼，原则上运动后以不出现明显疲劳为宜。鼓励行走、伸背，四肢瘫痪症状轻微者应坚持每天直立1～2小时，症状严重者可适当使用支具保护。

（4）多晒太阳，有条件可行日光浴或光疗。还可在理疗科医师指导下，不受地点、季节和天气的限制，进行紫外线照射治疗。

（5）注意钙、磷、蛋白质、维生素D的摄入，并保持其平衡。

（6）避免外伤或跌倒：老年人平衡能力差，容易跌倒，因此防止地面泼水滑倒，地板不要太滑，最好不用地毯，楼道照明应好，如有可能，可用髋部护垫，防止发生脊柱和股骨上端骨折。已发生脊柱骨折者，可用垫枕锻炼治疗。

（7）避免、慎用易致内分泌平衡失调的药物。

（8）定期接受骨质疏松检查。

3. 预防性用药

（1）性激素：绝经后5～10年内应用，可防止、延缓骨量丢失和减少骨折的发生。雌激素替代疗法对女性具有良好效果；雄激素对男性亦有作用。

（2）补充钙质：普通居民每天膳食钙应补充到1 000～1 500毫克。因此，除了每日喝牛奶1～2袋外，还要适当补充钙和维生素D，提高肠钙吸收。

（鲍陶陶）

第三章　甲状腺功能亢进症

甲状腺功能亢进症，简称甲亢，俗称“大脖子病”，是指甲状腺腺体本身产生甲状腺激素过多而引起的甲状腺毒症。本病多见于女性，男女之比为1∶4，各种年龄均可发病，但中青年发病者最多。

甲亢的病因尚未完全明确，目前认为主要与自身免疫、遗传和环境等因素有关，其中自身免疫因素最重要。常见诱发因素为：①感染，如感冒、肺炎、扁桃体炎等。②外伤，如车祸、摔伤等。③精神刺激因素，如精神紧张、焦虑等。④过度疲劳，如重体力劳动、工作劳累等。⑤妊娠，怀孕早期可诱发或加重甲亢。⑥碘摄入过多，如海产品食入过多。⑦某类药物，如乙胺碘呋酮等。

甲状腺功能亢进症的临床表现：

1. 神经系统

患者易激动、精神过敏、舌和两手平举向前伸出时有细震颤、多言多动、失眠紧张、思想不集中、焦虑烦躁、多犹疑等，有时出现幻觉，甚而亚躁狂症，但也有寡言、抑郁者，患者腱反射活跃，反射时间缩短。

2. 高代谢综合征

患者怕热，皮肤、手掌、面、颈、腋下红润多汗。常有低热，发生危象时可出现高热。还有心动过速、心悸，胃纳明显亢进，但体重下降，疲乏无力。

3. 甲状腺肿

少数患者以甲状腺肿大为主诉。甲状腺呈弥漫性对称性肿大，质软，吞咽时向下移动。少数患者的甲状腺肿大不对称或肿大明显。由于甲状腺的血流量增多，故在下叶外侧可闻及血管杂音和扪及震颤，尤以腺体上部较明显。甲状腺弥漫性对称性肿大伴杂音和震颤为本病的一种特殊体征，在诊断上有重要意义，但应注意与静脉音和颈动脉杂音相区别。

4. 眼征

本病有以下两种特殊的眼征。

(1)非浸润性突眼：又称良性突眼，占大多数。一般属对称性，有时一侧突眼先于另一侧。主要因交感神经兴奋眼外肌群和上眼睑肌张力增高所致，主要改变为眼睑及眼外部的表现，球后组织改变不大。眼征有以下几种：①眼睑裂隙增宽(Darymple 征)。少瞬和凝视(Steelwag 征)；②眼球内侧聚合不能或欠佳(Mobius 征)；③眼向下看时，上眼睑因后缩而不能跟随眼球下落(Von Graefe 征)；④眼向上看时，前额皮不能皱起(Joffroy 征)。

(2)浸润性突眼：又称内分泌性突眼、眼肌麻痹性突眼或恶性突眼，较少见。病情较严重，可见于甲亢不明显或无高代谢症的患者中，主要由眼外肌和球后组织体积增加、淋巴细胞浸润和水肿所致。

5. 心血管系统

诉心悸、气促，稍活动即明显加剧。重症者常有心律不齐、心脏扩大、心力衰竭等严重表现。

(1)心动过速：常系窦性，一般每分钟心率 100～120 次，静息或睡眠时心率仍快，为本病特征之一，在诊断和治疗中是一个重要参数。

(2)心律不齐：以期前收缩最常见，阵发性或持久性心房颤动和扑动以及房室传导阻滞等心律不齐也可发生。

(3)心音和杂音：心搏动强大，心尖区第一心音亢进时，常闻及收缩期杂音，与二尖瓣关闭不全时的杂音相似，心尖区偶可闻及舒张期杂音。

(4)心脏肥大、扩大和充血性心力衰竭，多见于年长的男性重病者。合并感染或应用 β 受体阻滞剂容易诱发心力衰竭。

(5)收缩期动脉血压增高，舒张压稍低或正常，脉压增大。这是由于患本病时甲状腺血流丰富，动脉吻合支增多，心排血量和每搏输出量增加所致。

6. 消化系统

食欲亢进，体重却明显下降，两者伴随常提示本病或糖尿病的可能。过多甲状腺素可兴奋肠蠕动以致使大便次数增多，有时因脂肪吸收不良而呈脂肪痢。甲状腺激素对肝脏也可有直接毒性作用，致肝肿大和酚四溴酞钠(BSP)潴留、GPT 增高等。

7. 血液和造血系统

本病周围血液中白细胞总数偏低，淋巴细胞百分比和绝对值及单核细胞增多，血小板寿命也较短，有时可出现紫癜症。由于消耗增加，营养不良和铁的利用障碍偶可引起贫血。

8. 运动系统

主要的表现为肌肉软弱无力，少数可表现为甲亢性肌病。

9. 生殖系统

女性患者常有月经减少，周期延长，甚至闭经，但部分患者仍能妊娠、生育。男性多阳痿，偶见乳房发育。

10. 皮肤及肢端表现

小部分患者有典型对称性、黏液性水肿，但并非甲状腺功能减退症，多见于小腿胫头部。初起时呈暗紫红色皮损，皮肤粗厚，以后呈片状或结节状叠起，最后呈树皮状，可继发感染和色素沉着。在少数患者中尚可见到指端软组织肿胀，呈杵状形，掌指骨骨膜下新骨形成，以及指或趾甲的邻近游离边缘部分和甲床分离现象，称为指端粗厚。

11. 内分泌系统

甲状腺激素过多除可影响性腺功能外，还常常影响垂体-肾上腺轴功能，早期因应激反应，肾上腺皮质功能常较活跃，而在重症(如甲状腺危象)患者中，其功能呈相对减退，甚或不全；垂体分泌促肾上腺皮质激素(ACTH)增多，血浆皮质醇的浓度正常，但其清除率加速，说明其运转和利用增快。

甲状腺功能亢进症的诊断标准：

1. 具有诊断意义的临床表现

怕热、多汗、激动、纳亢伴消瘦、静息时心率过速、特殊眼征、甲状腺肿大等。如在甲状腺上发现血管杂音、震颤，则更具有诊断意义。

2. 甲状腺功能试验

(1)血总甲状腺素(总 T4)测定。

(2)血总 T3、总 T4。

(3)反 T3(rT3)的测定。

(4)游离 T4(FT4)和游离 T3(FT3)。

(5)甲状腺摄^{131}I率。

(6)T3 抑制试验。

(7)促甲状腺激素释放激素(TRH)兴奋试验。

(8)甲状腺刺激性抗体(TSAb)或甲状腺刺激性免疫球蛋白(TSI)。

(9)抗甲状腺球蛋白抗体(TGA)和抗甲状腺微粒体抗体(MCA)。

在通常情况下，甲亢患者 T3、rT3 和 T4 血浓度增高，尤其是 FT3 和 FT4 更为可靠，T3 的升高较 T4 为明显，因而在早期时，T4 尚未增高超过正常时，T3 和 rT3 已有明确的增高。TSH 低于正常仅在较灵敏的免疫放射测定中见到。甲状腺摄^{131}I率常用于 T3 抑制试验中。

【中医认识】

中医将本病归于“瘿瘤”范畴。《诸病源候论·瘿候》中说：“瘿者，由忧恚气结所生。”说明中医早就认识到情绪和精神因素对甲亢产生的影响。情志抑郁，肝失疏泄，气郁化火，若原来体质就肝肾阴亏，则更易炼液成痰，壅滞经络，结于项下而成瘿。

(一)病因

甲亢病因上既有先天禀赋不足，又有后天调理失度，更有外邪侵袭。所谓禀赋不足与现代所称之遗传因素相似。后天调理失度包括情志内伤、饮食不节等。

1. 先天禀赋不足

人之先天禀赋与肾之关系最为密切，肾为先天之本，肾阴为人体阴液之本，肾阳为人体阳气之本，先天不足、劳欲伤肾均可导致肾之阴阳不足。肾阴不足不能上涵肝木，可致肝阳上亢，阳亢化风则见指、舌颤抖之症。肾阳不足，气不化津，为痰为饮，上结颈前则见颈前肿大。

2. 情志内伤

愤郁恼怒或忧愁思虑日久，使肝气失于条达，气机郁滞，则津液不得正常输布，易于凝聚成痰，气滞痰凝，壅结颈前，则形成瘿病。正如《诸病源候论·瘿候》中说："瘿者，由忧恚气结所生。"《济生方·瘿瘤论治》中说："夫瘿瘤者，多由喜怒不节，忧思过度，而成斯疾焉。大抵人之气血，循环一身，常欲无滞留之患，调摄失宜，气凝血滞，为瘿为瘤。"

3. 饮食及水土失宜

饮食失调，或居住在高山地区，水土失宜，一是影响脾胃的功能，使脾失健运，不能运化水湿，聚而生痰；二是影响气血的正常运行，致气滞痰凝，血瘀壅结颈前则发为瘿病。《圣济总录》中所谓的"泥瘿"即由此所致。《杂病源流犀烛·颈项病源流》中也说："西北方依山聚涧之民，食溪谷之水，受冷毒之气，其间妇女，往往生结囊如瘿。"均说明瘿病的发生与水土有密切关系。

4. 体质因素

妇女的经、孕、产、乳等生理特点与肝经气血有着密切的关系，遇有情志、饮食等致病因素，常引起气郁痰结、气滞血瘀及肝郁化火等病理变化，故女性易患瘿病。另外，素体阴虚之人，痰气郁滞之后易于化火，更加伤阴，常使病机复杂，病程缠绵。

（二）病机

气滞、痰凝、血瘀壅结颈前是瘿病的基本病机，初期多为气机郁滞，津凝痰聚，痰气搏结颈前所致，日久引起血脉瘀阻，气、痰、瘀三者合而为患。本病的病变部位主要在肝、脾，与心有关。肝郁则气滞，脾伤则气结，气滞则津停，脾虚则酿生痰湿，痰气交阻，血行不畅，则气、血、痰壅结而成瘿病。瘿病日久，在损伤肝阴的同时，也会伤及心阴，出现心悸烦躁，脉数等症。瘿病的病理性质以实证居多，久病由实致虚，可见气虚、阴虚等虚候或虚实夹杂之候。在本病的病变过程中，常发生病机转化。如痰气郁结日久可化痰火亢盛证；火热内盛，耗伤阴津，导致阴虚火旺之候，其中以心肝阴虚最为常见；气滞或痰气郁结日久，则深入血分，血液运行不畅，形成痰结血瘀之候。重症患者则阴虚火旺的各种症状常随病程的延长而加重，当出现烦躁不安、谵妄神昏、高热、大汗、脉疾等病情危重的表现。若肿块在短期内迅速增大，质地坚硬不平者，可能恶变，预后不佳。

（三）常见证候分型

1. 肝郁痰结

主要表现为颈部瘿肿，质软不硬，喉中有堵塞感，胸闷不舒，性急易怒，心悸失眠，眼球突出，舌尖颤动，倦怠乏力，善太息，或伴恶心痰多，大便溏薄或便后不爽，妇女月经不调，舌红、苔薄腻，脉弦滑。

2. 肝火旺盛

主要表现为颈部肿大，眼球突出，急躁易怒，心悸心烦，口干口苦，面红目赤，怕热多汗，坐卧不宁，消谷善饥，形体日渐消瘦，肢体动摇，手指震颤，舌质红、苔黄，脉弦数有力。

3. 胃火炽盛

主要表现为多食善饥，形体消瘦，口干而渴，喜喝冷饮，畏热好动，心悸汗出，烦躁易怒，颈粗眼突，大便干燥，小便黄赤，舌暗红，苔薄黄或黄燥，脉数。

4. 阴虚火旺

主要表现为头昏眼花，两目干涩，目赤刺痛，畏光羞明，心悸失眠，烦躁少寐，肢端震颤，手足心热，口燥咽干，食多消瘦，月经不调，颈部肿大或可触及结节，眼球突出，舌红少苔或苔剥，脉细而数。

5. 气阴两虚

主要表现为病情迁延日久，神疲乏力，气促汗多，口干咽燥，五心烦热，抑郁善忧，心悸喜忘，胸闷不舒，夜寐不安，食多便溏，腹胀泄泻，颈肿眼突，手颤身软，形体消瘦，面白唇淡，舌红少苔，脉细数无力。

6. 脾肾阳虚

主要表现为瘿肿质软，表情淡漠甚或神呆，神疲乏力，畏寒肢冷，纳差，腹胀便溏，头晕目眩，腰膝酸软，或面浮足肿，舌边有齿印，苔薄白或微腻，脉沉迟或沉细弱。

【中医保健措施】

一、未病先防

（1）精神愉快，心情舒畅：精神愉快，情志舒畅，肝气条达，脾胃旺盛，身体才能随之健康。经常进行体育锻炼，脏腑功能旺盛而协调，就会增强抗病能力。

（2）饮食合理，剔除偏好：①忌食或少食刺激性食物，如辣椒、生蒜、胡椒、芥末、浓茶、烈酒、醋类以及煎炸、过冷、过热食物等，尤其不宜空腹先食辛辣醇酒、冷热刺激食物。②饮食的时间和食量要有规律。三餐要定时，食量有度，勿使饥饱失常、调停无度，勿偏嗜偏食、暴饮暴食；饮食习惯也要冷、热适度，忌食生、冷、寒、凉及炙、煨、烫、熏烤食物等；另外，要细嚼慢咽。

（3）起居规律，勿妄作劳：日常生活中，要起居规律，防止过劳，既要提高学习和工作效率，又要保证正常的休息和睡眠时间。进食后不要做剧烈的运动和重体力劳动，工作紧张时要注意保证一定时间的娱乐和休息，以调整体力和精神。

（4）扶助脾胃，增强体质：脾胃为后天之本。对于先天禀赋不足，脾胃虚弱或后天劳倦过度导致脾胃虚弱者，应当积极采取扶助脾胃的措施，增强体质，防止疾病的发生。

二、既病防变

1. 肝郁痰结

症状：颈部瘿肿，质软不硬，喉中有堵塞感，胸闷不舒，性急易怒，心悸失眠，眼球突出，舌尖颤动，倦怠乏力，善太息，或伴恶心痰多，大便溏薄或便后不爽，妇女月经不调，舌红苔薄腻，脉弦滑。治法：疏肝理气，化痰散结。方药：柴胡舒肝散合温胆汤加减（柴胡、黄芩、枳壳、白芍、半夏、党参、苏梗、厚朴、青皮、陈皮、郁金、莱菔子、茯苓、黄连、苍术、扁豆、青蒿、生牡蛎、白芥子、浙贝母、海浮石、青礞石、砂仁）。痰多而黏者加竹茹、玄参；瘿肿较大者加全栝楼、夏枯草、黄药子；触摸有结节者加桃仁、红花、丹参、莪术；内热较重者加黑山栀、生地黄、知母；失眠较甚者加酸枣仁、柏子仁；心悸不安者加龙齿、朱砂；口干、口苦者加龙胆草、赤芍；咽喉阻塞感甚者加射干；白细胞减少者加当归、黄芪、鸡血藤、丹参、鹿角胶等。

2. 肝火旺盛

症状：颈部肿大，眼球突出，急躁易怒，心悸心烦，口干口苦，面红目赤，怕热多汗，坐卧不宁，消谷善饥，形体日渐消瘦，肢体动摇，手指震颤，舌质红、苔黄，脉弦数有力。治法：清肝泻火，理气消坚。方药：龙胆泻肝汤合丹栀逍遥散加减（龙胆草、柴胡、黄芩、栀子、丹皮、生地黄、木通、白芍、当归、玄参、生牡蛎、地骨皮、香附、夏枯草、郁金、珍珠母、钩藤、黄连）。手臂震颤明显者重用钩藤、珍珠母，加羚羊角、龙骨、石决明、首乌藤；胃火旺盛者加石膏、知母；瘿肿而痛甚者加全栝楼、莪术；口干明显者加天花粉、麦冬；多汗者加浮小麦、五味子；头晕头痛者加天麻、刺蒺藜；心悸失眠者加炒枣仁、柏子仁；目赤羞明者加归尾、石决明、谷精草。

3. 胃火炽盛

症状：多食善饥，形体消瘦，口干而渴，喜喝冷饮，畏热好动，心悸汗出，烦躁易怒，颈粗眼突，大便干燥，小便黄赤，舌暗红，苔薄黄或黄燥，脉数。治法：清胃泻火，生津止渴。方药：白虎加参汤合养血泻火汤加减（生石膏、麦冬、知母、太子参、天花粉、石斛、白芍、当归、川芎、黄连、黄柏、黄芩、乌梅、莲子肉、生牡蛎、芦根、荷叶)。若胃热兼有肝火,症见面红耳赤,心烦易怒者,宜清肝火泻胃热,以龙胆泻胆汤加减;若阴虚胃热、肝风内动,症见两目干涩、五心烦热,手舌震颤明显者,宜滋阴清热熄风,以知柏地黄汤加减,并重用牡蛎、钩藤、僵蚕、银柴胡、鳖甲;若胃强脾弱、虚实夹杂,症见大便溏薄,便次增多,消谷善饥者,可配用香砂六君子汤;口臭、便秘较为明显者可加大黄;心火旺盛、舌尖红赤或有口疮者,可重用黄连,并加竹叶;口干较甚者,加玄参、玉竹;颈部肿痛明显者,加蒲公英、紫花地丁、金银花、山慈姑。

4. 阴虚火旺

症状:头昏眼花,两目干涩,目赤刺痛,畏光羞明,心悸失眠,烦躁少寐,肢端震颤,手足心热,口燥咽干,食多消瘦,月经不调,颈部肿大或可触及结节,眼球突出,舌红少苔或苔剥,脉细而数。治法:滋阴清热,酸泻肝木。方药:知柏地黄汤合当归六黄汤加减(生地黄、熟地黄、知母、黄柏、麦冬、白芍、山药、山茱萸、丹皮、泽泻、玄参、女贞子、旱莲草、谷精草、黄连、黄芩、当归、酸枣仁、夜交藤、夏枯草、生牡蛎、柴胡)。头昏眼花明显者,加首乌、枸杞子、天麻;眼球突出、视物模糊者,加草决明、青葙子;心悸失眠、汗多乏力者,加五味子、柏子仁、生龙骨、浮小麦;若阴虚阳亢明显者,可用大补阴丸或三甲复脉汤为主;若阴虚而兼胆火旺者,可用清胆养阴汤;阴虚而心火偏旺,症见心悸易惊、怔忡烦躁,可重用丹皮、黄芩、黄连,并加栀子、龙眼肉;伴见头晕耳鸣者,加龙齿、朱砂、菊花;颈部肿大明显者加穿山甲、漏芦、海螵蛸。

5. 气阴两虚

症状:病情迁延日久,神疲乏力,气促汗多,口干咽燥,五心烦热,抑郁善忧,心悸喜忘,胸闷不舒,夜寐不安,食多便溏,腹胀泄泻,颈肿眼突,手颤身软,形体消瘦,面白唇淡,舌红少苔,脉细数无力。治法:益气养阴,软坚散结。方药:生脉散合补中益气汤加减(太子参、麦冬、五味子、党参、黄芪、当归、甘草、柴胡、白术、枸杞子、生地黄、首乌、山药、生牡蛎、白芍、鳖甲、龟板、珍珠母、玉竹、玄参、夏枯草)。偏脾气虚弱或脾肾阳虚者,症见水肿、纳呆、五更泄泻、完谷不化等，可用参苓白术散加减；偏心火旺盛者，酌加黄连、栀子、龙胆草；偏阴虚火旺者，加知母、黄柏；乏力多汗者，加苍术、浮小麦、扁豆；失眠较重者，加炒枣仁、柏子仁；心悸不安者，加龙齿、远志；头昏目眩者，加菊花、白蒺藜；腰酸膝软者，加女贞子、山茱萸；口干较甚者，加沙参、花粉；腹泻便溏者，加薏苡仁、莲子肉；眼突明显者，加白芥子、泽漆、瓦楞子、地骨皮；胫肿较甚者，加穿山甲、山慈姑、地龙；有结节者，加桃仁、红花、丹参。

6. 脾肾阳虚

症状：瘿肿质软，表情淡漠甚或神呆，神疲乏力，畏寒肢冷，纳差，腹胀便溏，头晕目眩，腰膝酸软，或面浮足肿，舌边有齿印，苔薄白或微腻，脉沉迟或沉细弱。治法：温补脾肾，散结消瘿。方药：桂附八味丸加减（熟地、山药、山萸肉、泽泻、丹皮、茯苓、附子、肉桂）。若腹胀甚加木香、砂仁以理气行滞；水肿甚者加车前子以利水；纳呆、便溏者加淫羊藿、补骨脂、巴戟天温补脾肾；腰膝酸软者加桑寄生、杜仲温肾壮骨；经前瘿肿加桃仁、红花、黄药子、浙贝母以祛瘀化痰散结。

【病后保健】

一、生活调理

（1）调畅情志：要遇事不怒，静心休养。常听幽雅动听的音乐，养成种花、养鱼、养鸟等习惯以怡情养性，逐渐消除精神症状。

（2）劳逸结合：患者发病期间，应适当卧床休息。休息环境要安静，空气要流通。病轻者可下床轻微活动，以不感到疲劳为度，不宜过多操劳家务。稳定期宜在舒适、安静的环境中从事轻体力工作，避免过劳。不需长期病休。

（3）避免诱发甲亢的因素，如不吃含碘高的食物、药物；增强体质、预防感冒，避免导致甲状腺炎伴甲亢；合理按需服用甲状腺制剂（左旋甲状腺素片、甲状腺片），避免药源性甲亢。

（4）甲亢患者可有肝损害、粒细胞减少，亦可继发（或伴发）糖尿病，应注意观察，定期复查，并作相应的处理。

(5)其他措施：应保护突眼，防止眼部出现严重并发症。外出应戴墨镜，避免强光、风沙、灰尘的刺激。睡眠时抬高头部，适量涂眼膏保护。妊娠期间，甲亢症状并不会加重，胎儿也不受影响，可继续妊娠。但妊娠期间服药剂量宜小，分娩后应人工喂养，避免母乳。

二、饮食调理

(一)饮食调护

1. 饮食原则

(1)高热量：结合临床治疗需要和患者进食情况而定，一般较正常增加50%～70%，每人每天可供给12 552～14 644千焦(3000～3 500千卡)热量。

(2)高蛋白质：一般每人每天每千克体重1.5～2克蛋白质。

(3)高维生素：主要补充B族维生素和维生素C。

(4)适量矿物质：主要为钾、镁、钙等。

(5)忌碘。

2. 饮食的注意事项

(1)少食多餐，不能暴饮暴食。忌辛辣、烟酒。

(2)补充充足的水分，每天饮水2 500毫升左右，忌咖啡、浓茶等兴奋性饮料。

(3)适当控制高纤维素食物的摄入，尤其腹泻时。

(4)禁食海带、海鱼、海蜇皮等含碘高的食物。由于碘在空气中或受热后极易挥发，故只需将碘盐放在空气中或稍加热即可使用。

(5)病情减轻后适当控制饮食。

(二)中医食疗

常用的单方、验方、中成药列举：

(1)黄药子6克，每日水煎服1次。适用于各种甲亢。

(2)龟鳖甲亢汤：龟甲15克，鳖甲15克，贝母15克，牡蛎20克，葛根15

克，熟地黄 20 克，石决明 20 克，珍珠母 20 克，决明子 15 克，黄芪 30 克，夏枯草 20 克，天葵子 14 克。适用于：① 甲状腺弥漫性肿大；②突眼症与特殊眼征为上睑后缩，眼球凝视，浸润性突眼症时眼睑水肿、复视，眼球运动受限，严重突眼时角膜外露、干燥、溃疡，视神经萎缩；③有神经过敏，烦躁焦虑，言语增多，多动不宁，指细震颤，甚则狂躁等神经症状；④有心动过速，脉率增快至 90～120 次/分，睡眠时也增快，心音亢进，心律失常，偶有传导阻滞，心脏扩大，甚至心力衰竭等；⑤女性月经量减少，甚至闭经。另外有体重减轻、疲乏无力、肌肉消瘦等症状。30 天为 1 个疗程，治疗 2～4 个疗程。

(3)消瘿汤：柴胡 14 克，白芍 14 克，制香附 14 克，川芎 15 克，枳壳 30 克，陈皮30 克，甘草 10 克，夏枯草 14 克，栝楼 30 克，煅牡蛎 30 克，浙贝母 14 克。每剂加水500 毫升，大火煎煮 10 分钟，文火煎 30 分钟，取汁 200 毫升。二煎加水 400 毫升，用文火煎 30 分钟，取汁 200 毫升，两煎混合，分早晚两次温服，每日 1 剂，3 个月为 1 个疗程，连续观察 2 个疗程。适用于甲亢症见怕热，多汗，乏力，烦躁，心悸，手颤，食欲亢进，体重减轻，大便次数增多，心动过速，心音增强，脉压差增大，甲状腺弥漫性肿大，可有细小震颤，皮肤潮湿，或伴突眼。

(4)六味地黄丸：补益肾阴。每服 1 丸，每日 2 次。适用于肝肾阴虚证患者。

(5)天王补心丹：补益心阴，养血安神。每服 1 丸，每日 2 次。适用于心肝阴虚证患者。

(6)复方甲亢宁片：夏枯草、炙鳖甲、生牡蛎、玄参、太子参等。适应证：主要用于甲亢肝阳上亢、气阴两虚型患者。用法用量：上方加工成片剂，每次 10 片，每日 3 次，1 个月为 1 个疗程。

(7)甲亢丸 ：橘红 100 克，清半夏 150 克，云苓 150 克，海藻 150 克，昆布 150 克，夏枯草 200 克，煅牡蛎 150 克，浙贝母 150 克，三棱 100 克，黄药子 50 克，甘草 50 克，琥珀 10 克，朱砂 10 克。适应证：因内伤七情，忧思恼怒，日久酿成痰气郁结的瘿瘤。用法用量：上药共为细末，炼蜜为丸，每丸重 15 克，每日 2 次，每次 1 丸。

常用的食疗食谱列举：

1. 淡菜红花汤

【原料】淡菜 100 克，红花 10 克。

【制作】淡菜泡发，煮熟，再加红花共煮 20 分钟，调味食用。

【用法】佐餐食用。

【功效】化痰软坚，活血化瘀。适用于痰结血瘀型甲亢。

2. 红花橘皮紫菜汤

【原料】红花 10 克，橘皮 50 克，紫菜 10 克。

【制作】上料加水共煮 15 分钟，调味食用。

【用法】佐餐食用。

【功效】行气活血，化痰软坚。适用于肝郁痰结型甲亢。

3. 郁金丹参海藻糖浆

【原料】郁金 90 克，丹参、海藻各 150 克。

【制作】上三味加水 1 000 毫升，煎煮浓缩至 300 毫升，加红糖适量，置凉处。

【用法】每日 2 次，每次 15 毫升。

【功效】活血化瘀，理气消坚。适用于痰结血瘀型甲亢。

4. 紫桃萝卜汤

【原料】紫菜 15 克，桃仁 15 克，白萝卜 250 克，陈皮 30 克。

【制作】紫菜撕碎；萝卜切丝；陈皮剪小块，共入锅中加水煮半小时，去渣取水煎液 300 毫升，桃仁打细粉，以水煎液冲调，并加调味品，即可食用。

【用法】每日 1～2 次，可作点心食用。

【功效】行气化瘀，软坚豁痰。适用于气郁痰阻血瘀型甲亢。

5. 紫菜萝卜汤

【原料】紫菜 5 克，白萝卜 250 克，鲜橘皮 1 片。

【制作】白萝卜切片，橘皮切丝，两者同煮 20 分钟，加紫菜调味食用。

【用法】佐餐食用。

【功效】疏肝理气，解郁化痰。适用于肝郁痰结型甲亢。

6. 凉拌白绿三丝

【原料】海带 200 克，白萝卜 200 克，粉丝 100 克。

【制作】海带、白萝卜切成细丝，然后用水将海带丝、粉丝煮熟，与白萝卜丝一起加作料拌匀食用。

【用法】佐餐食用。

【功效】理气化痰散结。适用于肝郁痰结型甲亢。

7. 海带绿豆粥

【原料】海带、绿豆、小米各适量。

【制作】海带、绿豆、小米共煮成粥，加红糖调味。

【用法】作早、晚餐服食。

【功效】化痰软坚散结。适用于胃火炽盛、肝郁痰结型甲亢。

8. 桂圆益心膏

【原料】桂圆肉 150 克，当归 100 克，远志 50 克，天冬 50 克，五味子 30 克，大枣 20 枚，黑桑葚 30 克，黑芝麻 20 克。

【制作】除芝麻外，其他材料均入砂锅内加水煎煮，每半小时滤出药液 1 次，再加水复煎，如此 3 次，将所有药液合在一起，以小火煎熬浓缩成黏稠膏状，加蜂蜜 1 倍，将黑芝麻研细撒入，再煮沸，置冷，储于瓷罐中即可。

【用法】每日 2 次，每次 1 匙，热水冲化，1 次饮完。

【功效】补养心阴。适用于气阴两虚型甲亢。

9. 五味粥

【原料】大麦 150 克，酸枣仁 10 克，五味子 10 克，麦冬 10 克，嫩莲子 20 克，龙眼肉 20 克。

【制作】将酸枣仁、五味子捣碎，与麦冬同煮，浓煎取汁。莲子去芯入水中煮烂。大麦煮粥，将熟时，兑入药液，放入莲子、龙眼肉，稍煮，加糖调味。

【用法】每日 1 剂，作早、晚餐食用。

【功效】滋养心阴，宁心安神。适用于阴虚火旺型甲亢。

10. 加味二冬粥

【原料】天冬 15 克，麦冬 15 克，沙参 15 克，荷叶 30 克，甘草 10 克，粳米 100 克。

【制作】将天冬、麦冬、沙参、荷叶、甘草加水 1 500 毫升，煎汤取汁，入粳米用文火煮粥，将熟时加入红糖调味，稍煮片刻即可。

【用法】每日 1 剂，分 2 次服食。

【功效】滋养心阴。适用于气阴两虚型甲亢。

11. 干烧冬笋

【原料】冬笋 300 克，枸杞子 10 克，麦冬 10 克，鲜菊花 5 克，生栀子 2 克。

【制作】冬笋切成菱形块，入油锅低温炸成金黄色，捞出入另一锅加清汤、调料和上述四药，以旺火烧开后移至小火，熬至卤汁干，即可装盘食用。

【用法】佐餐食用。

【功效】清肝泻火，消痰育阴。适用于肝火旺盛型甲亢。

12. 菊蚌怀珠

【原料】净蚌肉 10 个，猪肉馅 100 克，鸡蛋清 1 个，黄酒 15 克，鲜菊花 10 克，鲜竹叶数片，浙贝粉 3 克。

【制作】先将蚌肉边用木槌槌松，放入锅中用小火煮至肉烂，再捞出冷凉。将肉馅与浙贝粉、葱、姜、盐、蛋清等搅拌均匀，制成 20 个小丸子，入沸水氽熟。然后将每个蚌肉一分为二，每个夹丸 1 个。大碗中铺垫竹叶数片，将蚌肉怀珠放在竹叶上，加少许黄酒，上笼蒸 5～10 分钟取下。另用一锅倒入肉汤，烧沸，加适量盐、味精、鲜菊花。将此汤浇在蚌肉上，配一碟胡椒粉即可。

【用法】佐餐食用。

【功效】清肝泄热，散结除瘿。适用于肝火旺盛型甲亢。

13. 海带陈皮萝卜汤

【原料】海带 25 克，白萝卜 250 克，陈皮 2 小片。

【制作】白萝卜、海带切丝，与陈皮共煮半小时，做成汤后，加盐及调料调味。

【用法】每日 1 剂，分 2 次喝汤，吃萝卜、海带。

【功效】消坚理气解郁。适用于肝郁痰结型甲亢。

14. 紫菜鱼卷

【原料】净青鱼肉 250 克，鸡蛋 4 个，紫菜 4 张。

【制作】将青鱼肉剁成泥，加绍酒、姜汁、胡椒粉、味精各 1 克，蛋清 1 个，精盐 2 克，水淀粉 25 克，搅打成鱼茸。将鸡蛋打碎，加精盐、水淀粉，用平底锅摊成 4 张蛋皮。蛋皮铺于案板上，再铺上鱼茸，再盖上紫菜 1 张，又铺 1 层鱼茸，向前卷成圆筒形，两头粘上水淀粉，照样做完后，置于蒸笼内，用沸水以旺火蒸熟即成。

【用法】佐餐食用。

【功效】养肝明目，益气化痰。适用于心肝阴虚型甲亢。

15. 香油三丝

【原料】水发海带 100 克，绿豆芽 120 克，香干皮 100 克，香油 45 克，芝麻酱 30 克。

【制作】将水发海带洗净蒸熟，切成细丝，香干皮切成细丝，绿豆芽洗净，入沸水中汆至断生，沥干水分，共同盛入盘内，加白糖、味精、芝麻酱、香油、酱油拌匀即成。

【用法】佐餐食用。

【功效】清热消痰利水。适用于胃火炽盛兼脾虚型甲亢。

16. 抑亢粥

【原料】玄参 15 克，牡蛎 20 克，贝母 15 克，粳米 100 克。

【制作】将玄参、牡蛎、贝母一同放入砂锅中煎汤取汁去渣，再放入粳米，煮成稀粥服食。

【用法】每日 1 剂，作早、晚餐服食。

【功效】清肝养阴。适用于阴虚火旺型甲亢。

三、情绪调理

（1）对患者的倾诉要善于倾听，并做出适当的认同姿态，使患者感到被尊重、被接受，并使患者的情感得以宣泄。

（2）当患者的欲望、压力、情绪未能发泄时，要以同情、关怀、接纳的态度鼓励患者，让其尽量倾吐出来。

（3）对患者的病情以权威的角色给予专业的说明与指导，以减轻患者的疑虑和不安，使其正确把握现实，增加对治疗的信心。

（4）以外力帮助、支持、鼓励患者强化自我，增加信心，改变其对挫折的看法，重新树立对生活的信心。

（5）为患者营造一个与人沟通、与社会接触的氛围，通过集体活动改变患者的不良认识和行为，提高其人际交往能力，使其早日适应社会生活。

（6）家庭是患者康复过程中的重要资源，改善家庭气氛可以改善患者的疾病预后。因此，我们应提供给家属更多疾病的症状、病因、病程等信息，帮助家属以非批评、非决断的方式来应对患者。

四、保健疗法

1. 针灸

以针夹脊（颈3～5）、间使、三阴交穴为主，配合复溜、太冲、内关等穴轮换使用。

2. 按摩

按摩可采用逆经重揉手法，以达到清泻的目的。可用双拇指合点中脘、气海、关元等穴，起到泄热益阴，调节阴阳的作用。

3. 其他疗法

（1）挑治疗法：是一种民间疗法，具体操作是：在甲状腺肿大最高处及两侧皮肤，用市售大号缝纫机针挑破，然后将皮下的纤维束分次挑断，直至创面明显出血或纤维束被完全挑断，然后消毒包扎。每次取2个挑治点，每点直径1～2毫米，交替挑治，一般3～4天挑治1次。术中应严格无菌操作，术后局部覆盖无菌干棉球包扎。

（2）当归注射疗法：现代研究认为，当归能恢复皮质功能，通过脑垂体前叶间接地影响肾上腺皮质功能，纠正内分泌功能紊乱，减少甲状腺分泌，从而治疗甲亢。

（3）电脉冲疗法：方法是采用该理疗仪，将交流电变为直流电，输出功率为25瓦，以电极板代替针刺进行治疗。首先将高频的两端置于肿大的甲状腺外侧，强刺激。然后将两组低频输出线分别置于头部的太阳穴（双侧，弱刺激）和手腕部两手的内关、神门穴（中等刺激）。每日1次，每次30～40分钟，连续18次为1个疗程，中间休息1周后继续治疗。一般需要2～3个疗程。

（4）氦氖激光照射：选双侧扶突穴为主穴，耳门或睛明穴为辅助穴（双侧交替照射）。主穴每次照射5～7分钟，辅助穴每次照射3～5分钟，每天1次，10次为1个疗程，一般治疗1～2个疗程。

五、家庭治疗原则及自我管理

（1）正确认识疾病，树立治疗信心，保持心情舒畅，避免精神负担。

（2）注意休息，减少能量消耗，减轻心脏负担。

（3）高碳水化合物、高蛋白质、高维生素饮食，提供足够热量和营养以补充消耗，满足高代谢需要。成人每日总热量应在12 552～14 644千焦，约比正常人提高50%。蛋白质每日1～2克/千克体重，膳食中可以各种形式增加奶类、蛋类、瘦肉类等优质蛋白质以纠正体内的负氮平衡。餐次以一日六餐或一日三餐间辅以点心为宜。主食应足量。每日饮水2 000～3 000毫升，补偿因腹泻、大量出汗及呼吸加快引起的水分丢失，有心脏疾病者除外，以防发生水肿和心衰。忌食生冷食物，减少食物中粗纤维的摄入，调味清淡可改善排便次数增多等消化道症状。慎用卷心菜、花椰菜、甘蓝等致甲状腺肿食物。

（4）学会计算基础代谢率（BMR），正常值为－10%～＋15%，甲亢时一般高于正常值，其增高程度与病情轻重相符。轻型＋15%～＋30%，中型＋31%～＋60%，重型＞＋61%。家庭中常用公式计算，方法是禁食12小时，睡眠8小时后，清晨空腹静卧测脉率、血压，再用下列公式计算：BMR%＝（脉率＋脉压）－111，BMR%＝0.75×[（脉率＋0.74×脉压）]－72 。

(5)按时按量服药,不可自行减量或停服。定期监测体重、血尿素氮值。

(6)突眼者在外出时应戴深色眼镜,以减少光线和灰尘的刺激。睡前涂抗生素眼膏,眼睑不能闭合者覆盖纱布或眼罩,将角膜、结膜损伤、感染和溃疡的可能性降至最低。眼睛勿向上凝视,以免加剧眼球突出和诱发斜视。用0.5%甲基纤维素或0.5%氢化可的松溶液滴眼,可减轻眼睛局部刺激症状;高枕卧位和限制钠盐摄入可减轻球后水肿,改善眼部症状;每日做眼球运动以锻炼眼肌,改善眼肌功能。定期行眼科角膜检查以防角膜溃疡造成失明。

(7)减少不良刺激,合理安排生活。保持居室安静和轻松的气氛。忌饮酒、咖啡和浓茶。合理安排作息时间,白天适当活动,避免精神紧张和注意力过度集中,夜间保证充足睡眠。

(8)每日清晨卧床时自测脉搏,定期测量体重。每隔1～2个月门诊随访做甲状腺功能测定。出现高热、恶心、呕吐、大汗淋漓、腹痛、腹泻、体重锐减、突眼加重等症状示甲亢危象可能,应及时就诊。

(王利娜　方朝晖)

第四章　甲状腺功能减退症

甲状腺功能减退症(hypothyroidism，简称甲减)是指各种原因导致的甲状腺合成、分泌甲状腺激素减少或生理效应不足而引起的全身性低代谢综合征。

甲减作为一种常见的内分泌疾病，其临床表现复杂多样，伴随症状多，症状、体征缺乏特异性，易误诊、失治。我国甲减的患病率为1.5%，并呈上升趋势。甲减可以发生在各个年龄，新生儿至老人均可发病，但以中老年人为多见。非缺碘地区甲减患病率在0.3%～1.0%，60岁以上患者可达2%，新生儿甲减患病率为(1∶7000)～(1∶3000)。在性别差异方面，甲减男女皆可发病，但是女性多见，男女发病比例为(1∶4)～(1∶5)，临床甲减的患病率男性为0.1%、女性为1.9%。亚临床甲减患病率较高，并有增长趋势，男性为2.7%，女性为7.1%。

甲减的发病可由先天性因素引起，主要是甲状腺先天发育不良。此外，甲状腺的合成发生障碍、甲状腺素分泌减少亦可发生甲减。

(1)甲状腺本身疾病所致的甲减，主要见于自身免疫损伤，例如桥本甲状腺炎、甲状腺萎缩、弥漫性淋巴细胞性甲状腺炎、亚急性甲状腺炎、产后甲状腺炎。

(2)甲状腺破坏也可引起甲减，如甲状腺手术后，行放射性^{131}I核素治疗。

(3)甲状腺激素合成障碍：先天性酶缺陷、先天性甲状腺缺如。

(4)碘过量。

(5)药物抑制：主要是抗甲状腺药物。

(6)浸润性损害，如淋巴性癌、淀粉样变性等。

（7）其他疾病引起的继发性甲减，主要见于垂体瘤、孤立性促甲状腺激素（TSH）缺乏、下丘脑综合征、下丘脑肿瘤、炎症或产后垂体缺血性坏死等。

本病根据病变部位可分为两类：由甲状腺本身病变引起的甲减称原发性甲状腺功能减退症；由于垂体疾病引起的 TSH 分泌减少，称为继发性甲状腺功能减退症。这里重点介绍原发性甲状腺功能减退症。其一般表现为表情淡漠，面色苍白，由于玻璃样酸和硫酸软骨素的黏多糖浸润使面部和眼睑水肿，易疲劳，怕冷，毛发稀疏，声嘶，讲话慢，记忆力减退，反应迟钝，便秘，体重增加，月经不调，皮肤干燥脱屑、发凉，嗜睡，精神抑郁。肌肉与关节可有乏力、暂时性肌强直、痉挛、疼痛，咀嚼肌、胸锁乳突肌和手部肌肉可有进行性肌萎缩。心血管系统表现为心肌收缩力受损、心动过缓、心排血量下降。血液系统表现最常见的是贫血。由于甲状腺素缺乏，血红蛋白合成障碍，肠道吸收铁及叶酸障碍，引起铁、叶酸的缺乏，可导致恶性贫血。消化系统症状常见厌食、腹胀、便秘。内分泌系统可见女性月经过多或闭经、溢乳。如发展到黏液性水肿昏迷，可威胁生命，表现为昏迷伴有体温低于 35℃（24～32.2℃），嗜睡，呼吸徐缓，心动过缓，血压下降，反射消失，癫痫发作，CO_2 潴留和呼吸抑制。

临床诊断甲减需要根据临床表现和体征，并结合实验室检查。

（1）甲状腺功能检查：原发性甲减的诊断，血清 TSH 增高，FT4 减低，即可成立。亚临床甲减仅有 TSH 增高、T4 和 FT4 正常。如血清 TSH 正常，FT4 减低，考虑垂体甲减或下丘脑甲减。

（2）血常规：可见轻、中度正常细胞正常色素性贫血。

（3）生化：胆固醇、三酰甘油（甘油三酯）、尿酸增高，同型半胱氨酸、血清肌酸激酶、乳酸脱氢酶水平可有不同程度的升高。

（4）甲状腺自身抗体：甲状腺球蛋白抗体和过氧化酶抗体阳性可提示自身免疫性甲状腺炎。

（5）TRH 兴奋试验：对鉴别原发性甲减与垂体性甲减有意义。原发性甲减患者 TRH 兴奋后 TSH 进一步升高，而垂体性甲减 TSH 反应低下。

（6）甲状腺摄碘率测定：明显低于正常，常为低平曲线。

【中医认识】

甲减在古代中医学中无专属病名。对于本病对应的中医病名，目前存在两种观点。一是认为甲减在古代中医学中无专属病名，根据临床表现复杂多样的特点，以不同主证作不同归属，如以神疲乏力、形寒怯冷、性欲减退等为主的"虚劳""虚损"；以面浮肢肿为主的"水肿"；以记忆力减退、失眠多梦、思维迟钝为主的"失眠""痴呆"；以胸闷、心悸、心前区不适为主的"胸痹""心悸"等。二是根据中医古籍中提到的有关甲状腺疾病，尤其是其病因病机的记录作为命名，如《黄帝内经》中最早将甲状腺肿物统称为"瘿"；《诸病源候论·瘿候》中提到"瘿者，由忧恚气结所生"，将其归为"瘿病"。又如《济生方·瘿瘤论》中说："夫瘿病者，多由喜怒不节，忧思过度，而成斯疾焉。大抵人之气血，循环一身，常欲无滞留之患，调摄失宜，气凝血滞，为瘿为瘤。"《医宗金鉴》中曰"瘿瘤二证，发于皮肤血肉筋骨之处"，将其归为"瘿瘤"。另有根据《千金要方》中提出"石瘿、气瘿、劳瘿、土瘿、忧瘿"五瘿的名称，将甲减归为"瘿劳"等。

结合临床所见，引起甲减的病因主要有以下几个方面。

1. 禀赋薄弱，因虚致病

多种虚劳证候的形成，都与禀赋薄弱密切相关。或因父母体弱多病，年老体衰，或胎中失养，孕育不足，或生后喂养失当，水谷精气不充，均可导致禀赋薄弱。先天不足、禀赋薄弱之体，易于患病，并易形成久病不复的状态，使阳气亏虚日甚，而成为甲减。

2. 烦劳过度，损伤五脏

适当的劳作，包括脑力及体力的劳动，为人的正常生活以及保持健康所必需。但烦劳过度则有损健康，因劳致虚，日久阳亏而成甲减。在烦劳过度中，以劳神过度及恣情纵欲较为多见。忧郁思虑，积思不解，所欲未遂等劳神过度，易使心失所养，脾失健运，心脾损伤，心脾阳亏，久则形成甲减。而早婚多育，房事不节，频犯手淫等，易使肾精亏虚，肾气不足，肾阳虚衰，久则形成此病。

3. 饮食不节，损伤脾胃

暴饮暴食、饥饱不调、嗜食偏食、营养不良、饮酒过度等原因，均会导致脾胃损伤，日久损伤脾阳，形成此病。

4. 大病久病，失于调理

大病之后，邪气过盛，脏气损伤，正气短时难以恢复，日久而成此病。久病而成虚劳者，随疾病性质的不同，损耗人体的气血阴阳各有侧重。但日久终会损伤人体阳气。最终可演变为此病。

5. 误治失治，损耗精气

由于辨证诊断有误，或选用药物不当，以致精气损伤。若多次失误，既延误疾病的治疗，又使阴精或阳气受损难复，从而导致此病。

以上各种病因，或是因虚致病，因病成劳，或因病致虚，久虚均可致阳气亏损，而成此病。

从目前研究的结果来看，大多数学者认为本病的主要病机是肾阳虚、脾肾阳虚，病因多为先天禀赋不足、后天失养，或者积劳内伤、久病失调引起的肾气、脾气不足，继之脾肾阳虚。归纳起来，本病有如下特点：①虚证、寒证居多，无单纯实证，多无热证（除非合并感染）；②错综复杂，多虚实夹杂，本虚标实。所以临证所见，因其程度不同而机制各异，主要有以下几个方面。

1. 肾阳虚为病机之本，肾阴虚亦不可忽视

通常认为气滞、痰凝、血瘀是甲状腺疾病初期基本病理变化，但同时中医学认为，阳主动而阴主静，阳主化气而阴主成形，故腺体功能减退者多属阳虚阴盛。由于肾阳是人体诸阳之本，五脏之阳皆取诸肾阳，才能发挥正常功能活动，所以肾阳虚是甲减病机之根本。肾阳衰微、阳气不运、气化失司、开阖不利，以致水湿、痰浊、瘀血等阴邪留滞，出现面色晦暗、精神委顿，甚则神志昏蒙、眩晕、尿少或尿闭、全身水肿等浊阴上逆之证。同时肾阳虚衰也可导致其他脏腑阳气衰弱。肾阳不足，火不生土，不能温煦脾阳。或肾虚水泛，土不制水而反为所侮，脾阳受伤，而出现脾肾两虚；肾阳虚衰，不能温煦心阳，则会形成心肾阳虚；肾阳不足，日久则阳损及阴而致阴阳两虚。鉴于此，有人提出虽然甲减患者表现出一派阳虚的征象，但实质是“无阴则阳无以生”的病理。因此在临床辨证时，必须在肾阳、肾气不足的症状外还要观察肾阴不足的表现。此即景岳所云：“有阳失阴而离者，不补阴何以收散亡阳之气，故善补阳者必于阴中求阳，则阳得阴助而生化无穷。”

2. 病程长而复杂，由脾及肾各证型出现

甲减起病缓慢，病程较长，在发展过程中又有诸多变化。初病多因禀赋不足，素体阳虚，感受外邪，侵犯“奇经腺体”——甲状腺。开始在脾，日久及肾，脾肾同病，甚则肾之真阳衰竭，出现危象。脾为后天之本，气血生化之源，脾伤则不能化生气血，致使气血亏虚，倦怠乏力，少言寡语，面色无华；脾虚不能运化水湿，致水湿内停，发为水肿；脾不能为胃行其津液，则大便干结；久病伤肾，日久肾阳虚衰，则督脉阳虚而见畏寒少汗，腰脊酸痛，不能作强，阳事异常，则男子性欲减退甚至阳痿，女子经少或闭经；精血不能上承，髓海空虚，则头晕重听，表情呆痴，反应迟钝；肾阳虚不能化气行水则发为水肿；阳虚阴耗，皮肤苍白多屑，毛发枯稀脱落。至于放射性碘治疗后继发甲减，病机亦无特异性。赵氏认为此病是因碘治疗后致脾虚失运、化源衰少，日久及肾所致。

3. 日久不愈，病情复杂，变证颇多

现代医学研究认为，由于体内长期缺乏甲状腺素，可导致心血管系统的损害。耿氏认为此属“心悸”范畴，其病机为脾肾阳虚、心气不足，其本为虚。至于甲减并发腹水则属于中医水肿范畴，脾肾阳气虚衰，水寒之气不行，故腹胀大不舒；阳气虚衰，无以温化水湿，水无去路，泛溢肌肤，故面浮肢肿。

甲状腺功能减退症的临床表现各异，中医根据常见的证候，将本病细致地分为十二类证型。

1. 肾阳虚

主症：畏寒，面色苍白，腰膝酸冷，小便清长或遗尿，水肿以腰以下为甚，阳痿滑精，女子带下清冷，宫寒不孕，舌淡苔白，尺脉沉细或沉迟。

2. 心肾阳虚

主症：形寒肢冷，心悸，胸闷，怕冷，汗少，身倦欲寐，水肿，表情淡漠，女性月经不调、男性阳痿，舌质淡暗或青紫、苔白，脉迟缓微沉。

3. 脾肾阳虚

主症：神疲乏力，嗜睡倦怠，畏寒肢冷，记忆力减退，头晕目眩，耳鸣耳聋，毛发干燥易落，面色苍白，少气懒言，厌食腹胀，纳减便秘，腹背疼痛。男子遗精阳痿，女子月经量少。舌淡胖有齿痕，苔白，脉弱沉迟。

4. 阳虚水泛

主症：面浮身肿，腰以下为甚，按之凹陷不易恢复，脘腹胀闷，食少，心悸，气促，腰部冷痛酸重，纳减便溏，尿量减少，四肢厥冷，怯寒神疲，面色𪍿白或灰滞，舌质淡胖，苔白，脉沉细或沉迟无力。

5. 心脾两虚

主症：肢倦神疲，面色少华，皮肤干燥，饮食无味，多梦易醒，健忘心悸，头晕目眩，女性月经量少或闭经，或阴道出血淋漓不断，色淡红、质稀无血块。舌质淡，苔薄，脉细弱。

6. 气血亏虚，气滞血瘀

主症：心慌气短，神疲乏力，月经延迟，量少色紫，劳作汗出，大便或溏或干，面色少华，舌胖色淡，脉细濡。

7. 气滞血瘀，胸阳衰微

主症：表情淡漠，反应迟钝，毛发稀疏，皮肤粗糙，形寒肢冷等一派甲减症候，并有胸部痛甚，舌紫而肿大，脉沉迟等症。

8. 气血亏虚，肾精不足

主症：畏寒，腰膝酸软，倦怠乏力，食欲不振，心悸，面色苍白，脉弱或沉，若女性亦可见月经不调、性冷淡，男性可见阳痿等。

9. 肝肾阴虚

主症：怕热，口干舌燥，耳鸣，失眠多梦，视物模糊，舌红少津，苔薄黄，脉细数。

10. 痰瘀互结

主症：面色蜡黄，皮肤甲错，非凹陷性水肿，感觉迟钝，表情痴呆，形体肥胖，纳呆泛恶，呕吐清涎，舌质暗红，舌苔白腻，脉涩或滑。

11. 阳气衰竭

主症：神昏肢厥，肢冷，呼吸低微，肌肉弛张无力，舌质淡，舌体胖，脉微欲绝。

12. 阴阳两虚

主症：畏寒蜷卧，腰膝酸冷，小便清长或遗尿，大便干结，口干咽燥，但喜热饮，眩晕耳鸣，视物模糊，男子阳痿、遗精、滑精，女子不孕、带下量多，舌质淡红，舌体胖大，舌苔薄白，尺脉弱。

【中医保健措施】

一、未病先防

（一）一般预防

在地方性甲状腺肿流行地区，要对孕妇进行早期检查，并供应足够的碘化物，以加强甲减的预防。孕妇妊娠后3～4个月可加服11%碘化物溶液每日10～12滴，或肌注碘油，每次2毫升。有甲亢者，抑制甲状腺功能的治疗不宜操之过急，用药量要小一些。做甲状腺切除手术时要保留足够的甲状腺组织。妊娠合并甲亢需要治疗甲亢时，宜用抗甲状腺药物并加用甲状腺制剂。长期严重的缺碘和营养不良几乎是同步的。妊娠前补给碘，虽可使智商得到提高，不致造成呆小病，但仍有一定数量的儿童表现为智力低下。所以地方性呆小病儿童除补碘外，也不能忽视其他营养素的作用。营养不良可引起甲状腺缩小、甲状腺功能减退，从而影响儿童体力、智力水平。因此，使居民的营养在蛋白质、热量、维生素和矿物质方面达到合理要求是甲减预防的另一重要措施。

（二）碘油预防甲减

碘油的种类有乙碘油，每毫升含碘475毫克。碘化核桃油，每毫升含碘507.3毫克。碘化豆油，每毫升含碘485.2毫克。常用的碘油有针剂和胶囊两种剂型，一次大剂量补充后可在体内形成碘库，以后缓慢地、长期地释放出来，持续供应甲状腺合成甲状腺激素所需要的碘，从而收到了防治甲状腺肿和地方性呆小病的效用。乙碘油注射 0.5 毫升可纠正缺碘 1.5 年，注射 1.5 毫升可纠正缺碘 2 年，注射 5 毫升能纠正 5 年；碘化核桃油和碘化豆油注射 1 毫升可纠正缺碘 3.5 年。口服碘油时剂量应大些，因碘油在胃内不易被吸收，最后主要储存于脂肪组织中，随脂肪分解，释放碘而供人体需要，因此，口服剂量一般为注射剂量的 1.4～1.6 倍。口服的有效期仅为 1～1.5 年，所以 1～2 年后要重复进行。

（三）碘盐预防甲减

碘盐，即在食盐中加入碘化物。目前各国加入碘化物的浓度极不一致，从万分之一到二十万分之一，世界卫生组织推荐剂量为十万分之一。我国的比例为万分之一到十万分之一。由于我国各省区缺碘程度轻重不一，居民食盐消费量不等，且碘盐的加工和包装方法不同，各省区标准不一致。

（四）注意调整精神、饮食及起居

注意调畅情志，要做到精神自然宁静，豁达乐观，勿大悲大喜，则发生甲减的机会可减少。注意饮食勿过饱，少食肥甘、厚味、腥膻、辛辣之品，多食清淡食物，使脾胃功能和调，则气血强健，百病不生。起居上顺应春夏宜晚睡早起，秋冬宜早睡早起的规律，根据气候变化及时增减衣物而防止甲减的发生。

（五）房事有节，勿使过劳

房欲无度，肾精过耗，导致肾气、肾阳的亏虚，日久会导致甲减的发生。故节制房事，以免耗伤真精。

二、既病防变

1. 肾阳虚

治法：温肾助阳。

方药：右归丸加减。方中鹿角胶、山茱萸、熟地、枸杞子滋养肾阴，附子、巴戟天温养肾阳，狗脊、菟丝子、牛膝强肾益精，茯苓淡渗脾湿。严氏以附桂八味汤加减，在服用中药的同时，每天加用小剂量甲状腺素片 20～40 毫克，如单纯服甲状腺素治疗，剂量常达每日100～200毫克。处方为熟附子、肉桂、红参、肉苁蓉、熟地黄、山茱萸、山药、茯苓、淫羊藿。

2. 心肾阳虚

治法：温补心肾。

方药：真武汤合苓桂术甘汤加减。药用炮附子、茯苓、白术、党参、黄芪、干姜、桂枝、甘草、淫羊藿、白芍。耿氏以参芪附桂汤为主治疗甲状腺功能减退性心脏病心肾阳虚型。药用人参、黄芪、熟地、附子、桂枝、甘草。兼有水肿或心包积液者，加茯苓、白术；血红蛋白低者，加当归。有学者认为，成人甲状腺功能减退症者如失去治疗的最佳时期，或可发生危象（心阳虚衰）；而实际上多数患者在此期已基本确诊，因此只有少数患者错失良机。

3. 脾肾阳虚

治法：温补脾肾。

方药：真武汤合苓桂术甘汤加减。附子辛热以温肾阳，祛寒邪；桂枝、干姜通心助阳化气；茯苓、白术健脾利水；白芍和里，与附子同用，能入阴破结，敛阴和阳；黄芪补气升阳，利水退肿。

4. 阳虚水泛

治法：温肾健脾，通阳利水。

方药：防己黄芪汤、济生肾气丸合五皮饮加减。湿阻气滞者，加厚朴、木香、川芎；上身肿甚而喘者，加麻黄、杏仁；尿少明显者，加水红花子、黑白丑。痰浊蒙窍，表情迟钝者，可合导痰汤。

5. 心脾两虚

治法：补养心脾，以生气血。

方药：归脾汤加味。如因心脾虚甚，而致冲任不固，症见面色苍白无华，阴道出血淋漓不断、色淡红、质稀无血块，舌质淡，苔白，脉沉细。查体见贫血貌。宜温补脾肾，固冲止血。药用党参、淫羊藿、巴戟天、肉苁蓉、鹿角胶、山茱萸、菟丝子、当归、艾叶炭、炮姜、三七粉等。同时应用甲状腺片。

6. 气血亏虚，气滞血瘀

治法：补中益气，行气活血。

方药：补中益气汤加减。药用人参、黄芪、焦白术、当归、升麻、柴胡、半夏、夏枯草、海藻、生甘草。《济生方·瘿瘤论治》中说："大抵人之气血，循环一身，常欲无滞留之患，调摄失宜，气凝血滞，为瘿为瘤。"此证以补中益气汤为主，佐以理气散结治之。

7. 气滞血瘀，胸阳衰微

治法：温阳益气，活血化瘀。

方药：吉林参、白芍、桂枝、仙茅、黄芪、茯苓、泽泻、车前子、淫羊藿、白术、赤芍、炙甘草。亦可用复方丹参注射液静脉滴注，并辅以甲状腺片口服。诸药合用能增强心脏功能、纠正心肌缺血，避免甲减危象的产生。

8. 气血亏虚，肾精不足

治法：温肾填精，益气健脾。

方药：补肾填精方。药用何首乌、黄芪、熟地、淫羊藿、菟丝子、仙茅、肉桂、党参。

9. 肝肾阴虚

治法：温肾益气，滋阴平肝。

方药：右归饮加味。药用熟地、山药、山萸肉、枸杞子、菟丝子、鹿角胶、黄芪、丹参、白芍、炒枣仁、甘草、杭菊、柴胡等。本型患者常为禀赋素弱，因劳倦内伤或七情不和，而致精血虚衰。

10. 痰瘀互结

治法：活血通络，温化痰浊。

方药：桃红四物汤合温胆汤。药用桃仁、红花、熟地、当归、芍药、川芎、半夏(汤洗去滑)、麦冬(去心)、茯苓、酸枣仁、炙甘草、桂心、远志(去心，姜汁炒)、萆薢、人参。

11. 阳气衰竭

治法：振奋阳气，救逆固脱。

方药：四逆加人参汤加减。另有阳虚阴盛，并见气虚血滞者，治宜温经散寒，养血通脉。方用当归四逆汤加味，药用全当归、川桂枝、白芍药、细辛、炙黄芪、制附子、鹿角片、大枣、木通、炙甘草等，并需合用小剂量甲状腺片替代治疗。

12. 阴阳两虚

治法：温肾滋阴，调补阴阳。

方药：金匮肾气丸加味。药用熟地、山萸肉、山药、丹皮、泽泻、云苓、附子、肉桂、枸杞子、女贞子、龟板、鳖甲等。此证之补肾宜采用温润之品，以收滋阴不伤阳、温阳不耗阴之效。

本病西医治疗主要采用甲状腺激素替代治疗，一般不能治愈，常需终生服药。

【病后保健】

一、生活调理

患者应动静结合，做适当的锻炼。养成每天大便的习惯。注意保暖，避免受凉。饮食应加强营养，忌吃生冷之品。

（一）生活起居避寒保暖，晨练宜晚不宜早

甲减患者的身体产热量下降，免疫力及抵抗力较差，比一般的人更容易受寒感冒，所以更应当注意防寒保暖。

人体必须适应四时阴阳变化，才能与自然界保持协调平衡。甲减患者由于本身缺少甲状腺素，体温偏低，在清晨和傍晚时就更不宜外出活动。而且清晨的空气质量是全天最差的时候，对有早起锻炼习惯的中老年人来说，应当尽量推迟早起锻炼时间，避免受寒。活动锻炼可以使经络通畅、气血流通，增强甲减患者的抵抗力和产热量，但要注意防止运动过于剧烈。因为过度运动不仅无益于健康，还可能诱发老年人的心脑血管疾病。甩手、捶背、散步、打太极拳等锻炼方法，很适合中老年甲减患者。

（二）搓手暖脚促循环

中医学认为，阴经、阳经等十二经脉多在手指处交会，手上有许多穴位，加上甲减患者末梢循环不好，容易手足发凉，四肢欠温，天气寒冷时，可经常搓揉手足关节，按摩足底、手指，不仅可活动关节，利于气血经脉通畅，升提阳气防寒保暖，还可以帮助甲减患者缓解手胀、晨起手指关节僵硬症状。可在看电视或坐车时做，尽量坚持每天至少做 2 次。寒从脚起，甲减患者每天晚上睡前用一盆热水泡脚半小时，边泡边搓，不仅能促进血液循环，还能改善睡眠，与现在社会上流行的足疗有相似作用，可谓免费的家庭足疗。

（三）改善生活方式

甲减患者由于代谢降低，会出现怕冷、疲乏无力、皮肤干燥等一系列的症状。因此，在日常生活中，尤其在寒冷的冬季，甲减患者需要比常人多穿一些衣服，室内要尽可能保持温暖舒适的温度。户外活动时，如果气温较低，则待的时间不宜太长。由于皮肤干燥，洗浴时可选用中性的香皂或者沐浴露，洗浴后可在四肢及躯干涂抹一些润肤霜。这样不仅可保持皮肤润滑，还可预防皮肤瘙痒的出现。患者常常有疲乏无力、想睡觉等现象，在疾病还没有完全控制之前，可以适当增加休息、睡眠的时间。这对于老年人而言尤其重要，可以适当延长午睡时间。

二、饮食调理

（一）饮食调护

甲减患者的饮食需要考虑到甲减本身的发病原因与甲减所致的各种合并症的不同。在没有其他合并症的情况下，甲减患者的饮食以高热量和高蛋白质为主，若有心血管等并发症时，甲减患者需注意减少肉类脂肪、蛋白质的摄入量，以防引起高血脂、动脉硬化等并发症。在食物选择上，也应注意避免食用引起甲状腺肿的食物。

甲减患者大可不必像甲亢患者那样严格限制碘的摄入，但甲减患者需要多吃海带等海产品这种说法是一个认知上的误区。这些食物中的碘很多，虽然碘是制造甲状腺激素的原料，但甲减时，甲状腺细胞的功能低下，对碘的摄取能力下降，甲减患者吃了这些含碘的食物后，并不会利用这些原料来制造甲状腺激素。因此，要想采用多吃海带的方法来治疗甲减是不正确的。当然，短期内过量的碘摄入可能导致桥本甲状腺炎（与甲减有关的一种主要类型）病情波动，不容易控制。因此，甲减患者平时适当进食一点海鱼、海虾等食物也是可以的，但不宜在短期内进食大量的海产品。

此外，甲状腺功能低下的表现之一为便秘，大便干燥，患者应该常常进食一些容易消化的食物，可多吃蔬菜、水果，例如香蕉，有助于解决便秘的问题。患者由于代谢降低，胆固醇的代谢减慢，血清胆固醇的水平常常会升高。因此，应该适当限制进食胆固醇含量较高的食物，例如动物内脏、牛油、蛋黄、皮蛋、蟹黄等。患者常常会逐渐出现身上发胀，面部和全身水肿等表现，因此要注意适当减少每天食盐的摄入量，不要吃得太咸，以免加重水肿。

甲减患者的食物必须注意以下几点：

（1）避免进食导致甲状腺肿的食物：不要吃卷心菜、白菜、甘蓝、油菜、木薯、核桃等食物，以免引起甲状腺肿大。

（2）营养丰富：要补充足够的蛋白质，并限制脂肪、胆固醇的摄入。应进食高热量、容易消化的食物，如蛋类、乳类、肉类、鱼肉、香芹，杏果、干梅等。

（3）供给足量蛋白质：每人每天摄入蛋白质量至少 20 克，才能维持人体蛋白质平衡。氨基酸是组成蛋白质的基本成分，每日约有 3%蛋白质不断更新，甲减时小肠黏膜更新速度减慢，消化液分泌腺体受影响，酶活力下降，一般清蛋白（白蛋白）下降，故应补充必需氨基酸，供给足量蛋白质，改善病情。

（4）纠正贫血，供给丰富维生素：有贫血症的甲减患者应补充富含铁质的饮食、维生素 B_{12}，如动物肝脏，必要时还要供给叶酸、肝制剂等。

（5）补碘：除了从碘盐中摄取，甲减患者还可从加碘酱油、加碘面包以及含碘丰富的海带、紫菜中摄取碘。

（6）限制高脂肪和富含胆固醇的饮食：甲减患者往往有高脂血症，这在原发性甲减患者更明显，故应限制高脂肪饮食。每日脂肪供给占总热量 20%左右，并限制富含胆固醇的饮食。

(7)宜温补，忌寒凉：每种食物都有寒凉温热之性。中医认为阳气有温煦机体、促进气血运行的作用，阳虚则寒。甲减患者怕冷、喜热、乏力，多属中医的阳虚，适宜进食温补。在肉类食品中，羊肉、狗肉、鹿肉、牛肉等性属温热滋补，适宜甲减患者在冬季食用。从现代医学角度讲，蛋白质摄入不足时，甲状腺功能有低下趋势，供给足够的蛋白质和热量，能改善甲状腺功能。蔬菜中韭菜、山药可以温阳健脾，瓜果类中胡桃肉可以补肾温阳，甲减患者宜多食用。但寒凉、生冷之品如冷饮、苦瓜、西瓜、菊花茶等则少食为好。

(8)宜低盐，忌偏咸：甲减患者由于黏液性水肿常常表现为手足肿胀、身体发胖，而咸的食物会引起水钠潴留而加重水肿。虽说甲减患者不像肾病患者那么严格要求限制食盐的摄入，但也要少吃偏咸的食品，如腌制的咸菜等。

(二)中医药膳辅助疗法

甲减患者应适当补充营养，每天1粒善存片，可补充各种维生素及微量元素。

中医药膳疗法：

1. 苁蓉鹿肉

【原料】鹿肉250克，肉苁蓉30克。

【制作】鹿肉洗净切片，肉苁蓉浸酒1宿，去皮切片，共煮熟加生姜、葱、盐、酒调味后食用。

【用法】食用，每周1次，1个月为1个疗程。

【功效】温补肾阳。适用于甲减肾阳虚者。

2. 桂香羊肉

【原料】羊肉、肉桂、蔻仁、茴香适量。

【制作】羊肉适量，加肉桂、蔻仁、茴香、生姜、酒等调料煮熟食用。

【用法】食用，每周1次，坚持2个月。

【功效】温补脾肾。适用于甲减脾肾阳虚者。

3. 羊肉羹

【原料】羊肝、羊肚、羊肾、羊心、羊肺各1具，牛酥50克，胡椒50克，陈皮6克，良姜6克，苹果2个，葱茎5根。

【制作】先用慢火将羊肚以外原料共煮熟，再入羊肚内，缝合肚口，再煮至熟，入五味调料即可。

【用法】吃肉饮汤。

【功效】补肾益精。适用于甲减肾精亏虚者。

4. 紫菜萝卜汤

【原料】紫菜50克，陈皮10克，萝卜250克。

【制作】以上材料切碎，共煮汤。

【用法】每天煮汤服用。

【功效】化痰软坚，消瘿散结。不适合桥本甲状腺炎所致甲减。

5. 海藻茶

【原料】海带、海藻、紫菜、龙须菜各30克。

【制作】以上材料煎汤。

【用法】代茶饮用。

【功效】软坚散结消瘿。不适合桥本甲状腺炎所致甲减。

6. 牡蛎海带汤

【原料】蚝豉(牡蛎肉)100克，海带50克。

【制作】以上两物加水和调料共煮。

【用法】每天分2次服食。

【功效】软坚散结消瘿。不适合桥本氏甲状腺炎所致甲减。

7. 凉拌海蜇头

【原料】海蜇头250克，酱油、香油、醋、姜末、葱花、味精各适量。

【制作】将海蜇头粗洗1遍，冷水浸泡4～6小时，捞出，洗净，滤干，切小块，盛入碗中，加酱油、香油、醋、姜末、葱花、味精拌匀。

【用法】佐餐服食。每周2～3次。

【功效】化痰利水，软坚散结。适用于缺碘性甲状腺肿大及慢性淋巴结炎等症。

8. 枸杞茶

【原料】枸杞、西洋参适量。

【制作】开水冲泡。

【用法】代茶饮。

【功效】补肾温阳，补中益气，调节免疫功能。适用于各类型甲减。

9. 归参炖鸡

【原料】当归20克，太子参30克，小公鸡1只，生姜末、料酒、细盐、香油、葱、味精各适量。

【制作】宰杀鸡，去毛、内脏及血，洗净；将当归、太子参放入鸡腹内，置大砂锅中，加入料酒、细盐、生姜末、葱、清水，先用旺火烧沸，后改用小火，炖至肉烂熟，起锅时加味精、香油。

【用法】吃肉饮汤，可作为调补品常吃。

【功效】补益脾肾，益气养血。适用于甲减肾阳虚衰型。

10. 茯苓山药糕

【原料】茯苓、山药、芡实、莲子各200克，陈仓米粉、糯米粉、粳米粉各3000克，白蜜、白糖各500克。

【制作】将前4味药研成细末，与米粉及白糖拌匀，加入少量清水和匀，压入模型内，脱块成糕，上笼蒸熟。

【用法】当主食或零食食用。

【功效】健脾益气和中。适用于甲减患者以纳食减少、气血不足为主症者。

11. 补血蜜膏

【原料】冬虫夏草30克，当归50克，紫河车粉30克，牛骨髓30克，生山药250克，蜂蜜250克。

【制作】将上药共同捣匀，入有盖盘中，隔水蒸30分钟。

【用法】每次2匙，每日2次。

【功效】补血生精。治甲减以贫血为主症者。

12. 当归生姜羊肉汤

【原料】当归、生姜各 100 克，羊瘦肉 1 千克，八角、肉桂各 10 克。

【制作】以上材料加水适量，文火焖至肉烂熟，去药渣，加盐调味。

【用法】食肉服汤，每次适量。

【功效】补血壮阳。可用于甲减伴头晕眼花，心动过缓，肢体畏寒，脉微无力者。

13. 参附升压汤

【原料】红参 10 克，制附子 6 克，干姜 10 克，补骨脂 9 克，淫羊藿 10 克，当归 9 克，桂枝 6 克，猪腰骨 500 克。

【制作】诸药以布包好，与猪腰骨（先斩块）一起，加水炖至肉烂味出。

【用法】吃肉饮汤。根据条件定期食用。

【功效】补气壮阳，益精生髓。适用于甲减症见血压偏低，头晕眼花，耳鸣腿软，夜尿频多，脉细无力者。

14. 桂圆百合炖鹌鹑

【原料】桂圆肉 15 克，百合 30 克，鹌鹑 2 只。

【制作】鹌鹑宰后去毛及内脏，洗净，与桂圆、百合同时放盆内，加沸水适量，隔水炖熟，调味服食。

【用法】每 2 周食用一次。

【功效】补脑，生血。适用于老年甲减症见头晕眼花，智力严重下降，甚至有轻度痴呆症表现者。

15. 山药菠菜包子

【原料】山药 100 克，茯苓 20 克，白扁豆 25 克，白术 15 克，生姜 15 克，猪肉末500 克，黑木耳 50 克，菠菜 500 克，面粉 1 000 克。

【制作】将白术煎汁和面，并将研细的茯苓粉、白扁豆粉一起和面发酵，再揉入蒸熟捣烂的山药做成皮。猪肉末、木耳、菠菜、生姜切碎，调味和成馅，包成包子蒸熟即可。

【用法】可作为主餐或辅食。

【功效】益气健脾生血。气血双亏、贫血的甲减患者宜用。

16. 芡实薏苡仁饭

【原料】芡实、鲜山药、莲子肉、薏苡仁各15克,茯苓30克,白术10克,桂枝3克,泽泻6克,粳米150克,红糖、大枣适量。

【制作】将茯苓、白术、桂枝、泽泻加水煎煮,取汁去渣备用,再将芡实、鲜山药、莲子肉、薏苡仁、大枣洗净蒸熟,兑入药汁,加粳米和水,再蒸40～50分钟即成。

【用法】食前拌入红糖适量。每周1次,连服2个月。

【功效】补脾益肾,温阳化水。对脾肾气(阳)虚并有水肿甲减者有益。

17. 血藤煲乌鸡

【原料】鸡血藤25克,乌骨鸡250克,葱、姜、盐、味精适量。

【制作】将鸡血藤煎煮取汁弃渣,乌骨鸡切块;将鸡块及药汁放入锅中加适量水,加入葱白、姜片,炖至熟时,加盐调味,再至烂熟即可。

【用法】食肉喝汤。

【功效】补血活血。气血亏损兼有手足发麻或凉而刺痛的甲减患者可选用。

18. 萸肉炖鸭

【原料】山萸肉30克,湖鸭500克。

【制作】鸭去毛及内脏后,将山萸肉纳入鸭腹内,加水及调料炖熟。

【用法】食肉喝汤,每月2～3次。

【功效】养肝益水。本品对于肝肾阴亏、口干、眼干、皮肤干的甲减患者有益。也可改善症状,有助于整体功能的调整和恢复。

甲减患者的饮食是非常重要的。日常生活中采取正确的饮食疗法加上其他药物治疗,可以很好的缓解甲减患者的病情,促使其身体恢复健康。

三、临床护理要点

(1)因患者表情淡漠,精神抑郁,性情孤僻,应对患者加强心理护理,关心体贴患者，主动与其谈心，交流思想，以解除患者的顾虑，增加他们的生活情趣，树立战胜疾病的信心。

（2）病情严重者应绝对卧床休息。因患者厌食，常出现营养障碍，所以应鼓励患者进食，选择高热量、高蛋白质、易消化、低盐饮食，经常变换饮食花样，以增进患者的食欲。昏迷的患者应给予鼻饲流质饮食。

（3）患者常有畏寒、体温较低的表现。若体温低于 35 ℃，可出现呼吸浅而慢，心率过缓，血压降低，嗜睡等症状，多数发生黏液性水肿昏迷的先兆，此时应立即抢救，并采取保暖措施，如加盖棉被、置热水袋等，同时应注意防止烫伤。

（4）保持大便通畅：对顽固性便秘的患者可给予缓泻剂，如果导片、番泻叶等。必要时给开塞露或行生理盐水低压灌肠以通便。

（5）加强对患者的皮肤护理：每天用温水给患者擦洗 1 次，并涂润滑剂，防止皮肤干裂及感染。对黏液性水肿昏迷的患者应做到“四勤”：勤翻身、勤整理、勤按摩、勤擦洗，以有效防止褥疮的发生。

（6）应用甲状腺制剂治疗时，应按医嘱递增药量，严密观察药物疗效及其不良反应。如患者出现心动过速、失眠、兴奋、多汗等症状时，应遵照医嘱减量或暂时停药。

（7）准确观察并记录患者的尿量，严密观察其全身水肿消退的情况，并根据水肿消退的快慢来调节水及电解质的出入量。

四、情绪调理

保持心态健康：对于大多数甲减患者而言，症状一旦出现，诊断一旦成立，就意味着甲状腺的功能已经有不同程度的丧失，而且这种病理学的变化常常是不可逆转的。因此，患者一般需要终身进行治疗。有的患者存有侥幸心理，认为能够在某一天自己的甲减治愈了，因此总是要求采用一些“根治”的方法。而有的患者则认为反正这病不能够治愈，就自暴自弃，看病就医用药等都不自觉，病重时用药，稳定时就不积极治疗。这些都是不可取的，患者应该保持一个健康的心态，积极面对疾病。

作为医师，需要详细地向患者解释本病的发生、发展及治疗、预后情况，以及生活方式和饮食禁忌等，并与患者家属一起积极疏导，帮助患者理智地看待病情，保持知足常乐、自得其乐的心态。

五、甲减孕妇的调护

患甲减的女性生育能力降低，怀孕后如果甲减没有得到良好控制，流产、早产、胎盘早剥、胎儿生长迟缓的发生率都会明显增加。但如果甲减妇女应用甲状腺激素替代治疗并且在怀孕期能够维持甲状腺功能正常，就不会给准妈妈、胎儿和后代带来不良影响。

治疗甲减最佳的替代药物是左甲状腺素钠片(L－T4)。准备怀孕前一定要检查甲状腺功能的各项指标，检查甲状腺自身免疫抗体。如果血清促甲状腺激素为0.3～2.5毫国际单位/升，是怀孕的最佳时机。一旦怀孕要查甲状腺功能和抗体，因为怀孕后左甲状腺素钠片的剂量通常要增加30%～50%。有些甲减患者确定怀孕后马上将左甲状腺素钠片停掉，这是错误的。左甲状腺素钠片不同于其他药物，对胎儿有益而无害。

甲状腺素是胎儿生长、发育特别是大脑发育必需的激素，如果缺乏，会影响胎儿脑发育和后代的智力。在怀孕的第20周以前，胎儿脑发育所需要的甲状腺素完全或主要来自母体。患有甲减的准妈妈，完全依靠服用的左甲状腺素钠片来维持自身甲状腺功能的正常，同时提供给胎儿脑发育所需要的甲状腺素，所以，左甲状腺素钠片在怀孕期间千万不能停用，相反还要适当地增加剂量。分娩后，左甲状腺素钠片可以回到怀孕前的剂量。还要提醒大家，左甲状腺素钠片应空腹服用，服用后4小时内最好不要进食豆制品，最好不要同时服用含有各种维生素和矿物质的药品。

(杨君平　方朝晖)

第五章 高脂血症

高脂血症(hyperlipidemia)是指体内脂质代谢紊乱,血液中一种或多种脂质成分异常增高,并引发一系列临床病理变化的病症。此病中老年人常见,严重影响他们的正常生活。该病对身体的损害是隐匿性、进行性和全身性的。它的直接损害是加速全身动脉粥样硬化,因为全身的重要器官都要依靠动脉供血、供氧,一旦动脉被粥样斑块堵塞,就会导致严重后果。大量研究资料表明,高脂血症是脑卒中、冠心病、心肌梗死、心脏猝死独立而重要的危险因素。此外,高脂血症也是促进高血压、糖耐量异常、糖尿病的一个重要危险因素。

高脂血症按病因可分为两大类,即原发性高脂血症和继发性高脂血症。原发性高脂血症是指脂质和脂蛋白代谢先天性缺陷以及由某些环境因素,通过各种机制所引起的。这些环境因素包括饮食和药物等。

遗传因素:遗传可通过多种机制引起高脂血症,某些可能发生在细胞水平上,主要表现为细胞表面脂蛋白受体缺陷以及细胞内某些酶的缺陷,也可发生在脂蛋白或载脂蛋白的分子上,多由于基因缺陷引起。

饮食因素:饮食因素作用比较复杂,高脂血症患者中有相当大的比例与饮食因素密切相关。糖类摄入过多,可影响胰岛素分泌,加速肝脏极低密度脂蛋白的合成,易引起高甘油三酯血症。胆固醇和动物脂肪摄入过多与高胆固醇血症形成有关,其他膳食问题(如长期摄入过量的蛋白质、脂肪、碳水化合物以及膳食纤维摄入过少等)也与本病的发生有关。

继发性高脂血症是由其他原发疾病所引起的血脂异常,这些疾病包括糖尿病、肝病、肥胖症、甲状腺疾病、肾脏疾病等。继发性高脂血症在临床上相当多见，如不详细检查，则其原发疾病常可被忽略，于治疗不利。

高脂血症的临床表现主要包括两大方面：①脂质在真皮内沉积所引起的黄色瘤；②脂质在血管内皮沉积所引起的动脉粥样硬化，产生冠心病和周围血管病等。因为高脂血症时黄色瘤的发生率并不十分高，动脉粥样硬化的发生和发展则需要相当长的时间，所以多数高脂血症患者并无任何症状和异常体征发现。而患者的高脂血症常常在进行血液生化检验（测定血胆固醇和甘油三酯）时被发现。

黄色瘤（xanthoma）是一种异常的局限性皮肤凸起，其颜色可为黄色、橘黄色或棕红色，多呈结节、斑块或丘疹形状，质地一般柔软。主要是由于真皮内集聚吞噬脂质的巨噬细胞（泡沫细胞），又名黄色瘤细胞所致。根据黄色瘤的形态和发生部位，一般可分为下列6种：

1. 肌腱黄色瘤（tendon xanthoma）

是一种特殊类型的结节状黄色瘤，发生在肌腱部位，常见于跟腱、手或足背伸侧肌腱、膝部股直肌和肩三角肌腱等处。为圆或卵圆形质硬皮下结节，与其上皮肤粘连，边界清楚。这种黄色瘤常是家族性高胆固醇血症的较为特征性的表现。

2. 掌皱纹黄色瘤（palmar crease xanthoma）

是一种发生在手掌部的线条状扁平黄色瘤，呈橘黄色轻度凸起，分布于手掌及手指间皱褶处。此种黄色瘤对诊断家族性异常β-脂蛋白血症有一定的价值。

3. 结节性黄色（tuberous xanthoma）

发展缓慢，好发于身体的伸侧，如肘、膝、指节伸处以及髋、踝、臀等部位。为圆形结节，其大小不一，边界清楚。早期质地较柔软，后期由于损害纤维化，质地变硬。此种黄色瘤主要见于家族性异常β-脂蛋白血症或家族性高胆固醇血症。

4. 结节疹性黄色瘤（tuberous eruptive xanthoma）

好发于肘部四肢伸侧和臀部，皮损常在短期内成批出现，呈结节状，有融合趋势，疹状黄色瘤常包绕着结节状黄色瘤。瘤部皮肤呈橘黄色，常伴有炎性基底。这种黄色瘤主要见于家族性异常 β-脂蛋白血症。

5. 疹性黄色瘤(eruptive xanthoma)

表现为针头或火柴头大小的丘疹，呈橘黄或棕黄色，伴有炎性基底。有时口腔黏膜也可受累。主要见于高甘油三酯血症。

6. 扁平黄色瘤(xanthelasma)

见于睑周，又有睑黄色瘤之称，是较为常见的一种黄色瘤。表现为眼睑周围处发生橘黄色略高出皮面的扁平丘疹状或片状瘤，边界清楚，质地柔软。泛发的可波及面、颈、躯干和肢体，为扁平淡黄色或棕黄色丘疹，几毫米至数厘米大小，边界清楚，表面平滑。此种黄色瘤常见于各种高脂血症，也可见于血脂正常者。

上述不同形态的黄色瘤可见于不同类型的高脂血症，而同一类型的高脂血症者又可出现多种形态的黄色瘤。经有效的降脂治疗，多数黄色瘤可逐渐消退。

除各种黄色瘤外，还有两个体征也有助于高脂血症的诊断，即角膜弓和脂血症眼底改变。角膜弓(corneal arcus)又称老年环，若见于 40 岁以下者，则多伴有高脂血症，以家族性高胆固醇血症为多见，但特异性并不很强。脂血症眼底(retinal lipemia)改变是由于富含甘油三酯的大颗粒脂蛋白沉积在眼底小动脉上引起光散射所致，常常是严重的高甘油三酯血症并伴有乳糜微粒血症的特征表现。此外，严重的高胆固醇血症尤其是纯合子家族性高胆固醇血症可出现游走性多关节炎，不过这种情况较为罕见，且关节炎多为自限性。明显的高甘油三酯血症还可引起急性胰腺炎，应引起注意。

国内一般以成年人空腹血清总胆固醇超过 5.72 毫摩尔/升，甘油三酯超过 1.70 毫摩尔/升，诊断为高脂血症。将总胆固醇在 5.2～5.7 毫摩尔/升称为边缘性升高。

根据血清总胆固醇、甘油三酯和高密度脂蛋白-胆固醇的测定结果，高脂血症分为以下 4 种类型：

(1)高胆固醇血症：血清总胆固醇含量增高，超过 5.72 毫摩尔/升，而甘油三酯含量正常，即甘油三酯<1.70 毫摩尔/升。

(2)高甘油三酯血症：血清甘油三酯含量增高，超过 1.70 毫摩尔/升，而总胆固醇含量正常，即总胆固醇<5.72 毫摩尔/升。

(3)混合型高脂血症：血清总胆固醇和甘油三酯含量均增高，即总胆固醇>5.72 毫摩尔/升，甘油三酯>1.70 毫摩尔/升。

(4)低高密度脂蛋白血症：血清高密度脂蛋白-胆固醇(HDL-胆固醇)含量降低，<9.0 毫摩尔/升。

【中医认识】

中医认为，膏脂虽为人体的营养物质，但过多则形成高脂血症。凡导致人体摄入膏脂过多，以及膏脂转输、利用、排泄失常的因素均可使血脂升高。高脂血症属中医的“痰证”“虚损”“胸痹”“眩晕”等范畴。

高血脂是病理产物，亦是致病因素，统属中医学“痰”的病理范畴，但痰的含义甚广，高脂血症仅是痰证中的一部分。不能认为，凡痰证皆有高脂血症的存在，两者的区别在于痰在机体内无处不到，而高脂血症仅存在血脉之中。痰有广义、狭义、有形、无形之分，而高血脂可通过检测来确定，是为狭义有形之痰。且血脂系阴精所化，具有黏稠、沉着之性，若血脂过高，则更加黏腻，沉着，又不同于正常之油脂，故可归纳其为“清从浊化，脂由痰生”之病机。

1. 饮食不当

因饮食不节，摄食过度，偏食、恣食肥甘厚味或嗜酒成癖，以致脾胃受损、运化失健，聚湿生痰，痰从浊化，致过多膏脂随饮食进入人体，输布、转化不及，滞留血中，因而血脂升高。如《儒门事亲》中所曰：“夫膏粱之人……酒食所伤，胀闷痞满，酢心。”长期饮食失当，或酗酒过度，损及脾胃，健运失司，致使饮食不归正化，不能化生精微以营养全身，反而变生脂浊，混入血中，引起血脂升高。前者为实证，后者为虚中夹实证，这是两者不同之处。

2. 情志失调

脾主运化水湿，输布水谷精微，思虑伤脾，脾虚气结，升降失司，津液不能输布，酿聚为痰；又肝胆之疏泄功能与脂质代谢关系更为密切，盖胆为中精之府，能净脂化浊，若忧郁、恼怒损及肝胆，以致疏泄失度，清浊难分，胆气郁遏则清净无权，脂浊难化以致脂质代谢紊乱。

3. 年迈体虚

肾为先天之本，主藏精，主五液。禀赋不足或因年老，肾气渐衰，肾虚则津液失其主宰；脾主运化，脾虚则饮食不归正化；肝主疏泄，肝弱则津液输布不利，三者皆使膏脂代谢失常，引起血脂升高。若房劳过度，辛劳忧愁，亦可使人未老而先衰。

4. 喜静少动

或生性喜静，贪睡少动；或因职业工作所限，终日伏案，多坐少走，人体气机失于疏畅，气郁则津液输布不利，膏脂转化利用不及，以致生多用少，沉积体内，浸淫血中，故血脂升高。

5. 体质禀赋

父母肥胖，自幼多脂，成年以后，形体更加丰腴，而阳气常多不足，津液膏脂输化迟缓，血中瘀滞过多。或素体阴虚阳亢，脂化为瘀，溶入血中，血脂升高。

6. 消渴、水肿、胁痛、黄疸、症积等证不愈

消渴证基本病机属阴虚燥热，由于虚火内扰，胃热杀谷，患者常多饮多食，但饮食精微不能变脂而贮藏，人体之脂反尽溶为膏，混入血中，导致血脂升高。水肿日久，损及脾肾，肾虚不能主液，脾虚失于健运，以致膏脂代谢失常。胁痛、黄疸、癥积三者皆属肝、胆之病，肝病气机失于疏泄，影响膏脂的敷布转化，胆病不能净浊化脂，引起血脂升高。

高脂血症可从肝、肾、脾三脏论治。肝有肝气、肝阴，若肝阴暗耗，肝阳偏亢，化风内动，上扰清空，脾虚化源衰少，则五脏之精少而肾失所藏，致使肾水不足，肝失滋荣，肝阳上亢，可发为头痛、眩晕等症。肝为刚脏，赖肾水以滋养，肝肾阳虚则头眩目干，腰膝酸软，心烦胸闷等，治以养肝、柔肝、补肾、滋阴之法，常可达到降低血脂的目的。

常见的辨证分型：

(1)脾虚痰积：症见体胖虚松，倦怠乏力，胸脘痞满，头晕目眩，肢重或肿，纳差，或伴便溏。舌胖，苔白厚，脉濡。

(2)胃热腑实：症见形体肥硕，烦热纳亢，口渴便秘。舌苔黄腻或薄黄，脉滑或滑数。

(3)痰瘀滞留：症见眼睑处或有黄色瘤，胸闷时痛，头晕胀痛，肢麻或偏瘫。舌暗或有瘀斑，苔白腻或浊腻，脉沉滑。

(4)肝肾阴虚：症见体瘦而血脂高，头晕目花，健忘，腰酸膝软，失眠，或五心烦热。舌红，苔薄或少，脉细或细数。

【中医保健措施】

一、未病先防

老年人高脂血症的患病率为30%～50%，所以应高度重视高脂血症的防治。

(一)合理的膳食结构

高脂血症的饮食原则是“四低一高”，即低热量、低脂肪、低胆固醇、低糖、高纤维素。

(1)控制热量的摄入：每人每天的热量摄入应控制在1 230焦(294卡)/千克体重内，折合主食每天不宜超过300克；控制动物脂肪和胆固醇的摄入量，每人每天不宜超过300毫克，尽量不吃或少吃动物内脏，蛋类每天不超过1个，或2～3天吃一个，应提倡吃含有花生油的植物油。宜多选用奶类、鱼类、豆类、瘦肉、海产品、蔬菜和水果等。

(2)食盐的摄入：每人每天应少于6克。

(3)改变做菜方式：做菜少放油，尽量以蒸、煮、凉拌为主。少吃煎炸食品。

（4）限制甜食：糖可在肝脏中转化为内源性甘油三酯，使血浆中甘油三酯的浓度增高，所以应限制甜食的摄入。

（二）科学的生活方式

高血脂的防治还要注意生活方式要有规律性，适当地参加体育运动和文娱活动，不吸烟、不酗酒，避免精神紧张，并要保持良好的心态。

（1）减轻体重：对体重超过正常标准的人，应在医生指导下逐步减轻体重，以每月减重 1～2 千克为宜。降体重时的饮食原则是低脂肪、低糖、足够的蛋白质。

（2）加强体力活动和体育锻炼：体力活动不仅能增加热量的消耗，而且可以增强机体代谢，提高体内某些酶，尤其是脂蛋白酶的活性，有利于甘油三酯的运输和分解，从而降低血中的脂质。

（3）戒烟，少饮酒：适量饮酒，可使血清中高密度脂蛋白水平明显增高，低密度脂蛋白水平降低。因此，适量饮酒可使冠心病的患病率下降。酗酒或长期饮酒，则可以刺激肝脏合成更多的内源性甘油三酯，使血液中低密度脂蛋白的浓度增高引起高胆固醇血症。因此，中年人还是以不饮酒为好。嗜烟者冠心病的发病率和病死率是不吸烟者的 2～6 倍，且与每日吸烟支数呈正比。

（4）避免过度紧张：情绪紧张、过度兴奋，可以引起血中胆固醇及甘油三酯含量增高。凡有这种情况，可以应用小剂量的镇静剂（遵医嘱）。

（三）心理平衡

关键是要正确对待自己，正确对待他人，正确对待社会。助人为乐，知足常乐，自得其乐。高脂血症的发生常与精神心理因素关系密切，因而做到心理平衡，是预防高脂血症的一种最好的养生方法。

（四）定期体检

45 岁以上者、肥胖者、高脂血症家族史者、经常参加应酬者、精神高度紧张者，都属高发人群，建议每年应检查一次血脂。

二、既病防变

1. 脾虚痰积

症见体胖虚松，倦怠乏力，胸脘痞满，头晕目眩，肢重或肿，纳差，或伴便溏。舌胖，苔白厚，脉濡。治法：益气健脾，除湿化痰。方药：参苓白术散合二陈汤加减（党参、黄芪、茯苓、白术、扁豆、山药、半夏、陈皮、薏苡仁、生山楂、荷叶、泽泻等）。若口腻口苦，苔转黄腻者，加茵陈、蒲公英以清热化湿；肢体水肿者，加猪苓、桂枝以温运水湿，消除水肿。

2. 胃热腑实

症见形体肥硕，烦热纳亢，口渴便秘。舌苔黄腻或薄黄，脉滑或滑数。治法：清胃泻热，通腑导滞。方药：三黄泻心汤加味（黄连、黄芩、大黄、槟榔、草决明、莱菔子等）。热盛伤津、烦热口渴者，加生地、玄参、麦冬以养阴生津。

3. 痰瘀滞留

症见眼睑处或有黄色瘤，胸闷时痛，头晕胀痛，肢麻或偏瘫。舌暗或有瘀斑，苔白腻或浊腻，脉沉滑。治法：活血祛瘀，化痰降脂。方药：通瘀煎加减（当归、红花、桃仁、山楂、丹参、泽泻、泽兰、蒲黄、三棱、莪术、海藻、昆布等）。冠心病之胸闷痛者，加延胡索、郁金以加强理气活血化瘀；头晕胀痛，血压偏高者，加天麻、钩藤、石决明以平肝熄风；中风后遗症者，加黄芪、川芎、赤芍、地龙以益气活血通络；脂肪肝者，加片姜黄、茵陈、虎杖以清肝活血理气。

4. 肝肾阴虚

症见体瘦而血脂高，头晕目花，健忘，腰酸膝软，失眠，或五心烦热。舌红，苔薄或少，脉细或细数。治法：滋补肝肾，养阴降脂。方药：二至丸合六味地黄丸加减（女贞子、旱莲草、生地、山茱萸、茯苓、泽泻、泽兰、山楂、桑寄生、黄精、枸杞子、首乌等）。头晕目花者，加菊花、石斛以清肝明目；腰脊酸甚者，加杜仲、川断以益肾壮腰；夜晚失眠者，加知母、茯神、酸枣仁、五味子以清热滋肾、养肝宁心；五心烦热者，加丹皮、地骨皮、黄柏以滋阴凉血清热。

【病后保健】

一、生活调理

(1)居住环境应安静,空气新鲜,避免喧哗吵闹。

(2)积极参加力所能及的各种体育活动、体力劳动或文娱活动。

(3)调整控制膳食,防治动脉粥样硬化;不吸烟,少食盐,减轻体重。

二、饮食调理

(一)饮食调护

总的原则是合理膳食,戒烟限酒,适量饮茶,适当运动、减轻体重。概括为"一、二、三、四、五"和"红、黄、绿、白、黑"。

一是指每天一袋牛奶:我国成年人每日需摄入 800 毫克钙,但我国膳食中普遍缺钙,一般每日 500 毫克左右,每袋牛奶 237 毫升,含钙约 280 毫克,且容易吸收。牛奶含有优质蛋白质,并有轻度降低胆固醇的作用。通过牛奶补钙,还有助于防治高血压病及动脉粥样硬化,同时也有助于预防中老年缺钙所致的骨痛、龟背以及骨折等。

二是指每日 250 克左右碳水化合物,相当于主食 300 克。此量可因人而异,可少至 150 克,多至 500 克。通过调控主食,可调控血糖、血脂和体重。

三是指每日 3 份蛋白质食品。这是身体健康的重要物质基础,不可忽视,也可增加到 4 份。每份高蛋白质食品相当于 50 克瘦肉,100 克豆腐,一个鸡蛋或 25 克黄豆,100 克鱼、虾或 100 克鸡、鸭。注意人体内无蛋白质过剩,摄入过多蛋白质食品不仅不能贮存,而且对肠道、肾脏代谢均有害无益。

四是指 4 句话:即有粗有细,不甜不咸,少量多餐,七八分饱。粗细粮搭配,有明显蛋白质互补作用,能提高蛋白质的利用率,粗粮的纤维素有助于降血脂,预防糖尿病、结肠癌和乳腺癌。过多食入甜食会导致肥胖、高脂血症。食入太咸食物易致高血压病。少量多餐是指在总量控制的前提下,可分成三、

四、五顿来吃，这样有利于防治糖尿病，减轻体重，降低血脂。

五是指每日500克蔬菜及水果，中国营养协会建议每日进食400克蔬菜及100克水果。新鲜蔬菜和水果除补充维生素、纤维素及微量元素外，尚有重要的防癌作用。

红是指红葡萄酒，每日饮50～100毫升(50～100克)红葡萄酒能升高高密度脂蛋白胆固醇水平，减轻中老年动脉粥样硬化，白葡萄酒、米酒、绍兴酒也可。啤酒不宜超过300毫升，白酒不超过30毫升。有人说：少量饮酒，健康之友。但绝不能酗酒，酗酒乃死神之剑也。

黄是指黄色蔬菜：如胡萝卜、红薯、南瓜、玉米、西红柿等。这类蔬菜含有丰富的胡萝卜素，能在体内转化成维生素A。

绿是指绿茶：饮料中茶叶最为高雅，饮茶富有生活韵味和文化气息，品茶可品出生活情趣、人生真谛，对缓解工作快节奏带来的紧张心情有益处。各种茶中以绿茶含有的茶多酚为最多，有较强的抗自由基作用及抗动脉粥样硬化和防癌作用。

白是指燕麦粉及燕麦片：据北京心肺血管医疗研究中心与中国农科院协作组研究证明：每50克燕麦片煮粥，能使胆固醇平均下降39毫克，甘油三酯下降76毫克，在糖尿病患者中效果更为明显。燕麦中含有比大米、小麦更为丰富的蛋白质和赖氨酸，对儿童的生长发育也有益。

黑是指黑木耳：在1983年明尼苏达心脏科医生偶然发现黑木耳有显著的抗凝作用后，黑木耳的营养价值便广为全球所知，每日10～15克即可。

(二) 中医食疗

常用的单方、验方列举：

(1)草决明：又叫决明子，味甘苦微寒，临床上常用草决明50克，加水适量，煎后分2次服用。连服1个月，可使胆固醇逐渐降至正常水平。

(2)何首乌：气味苦寒，临床常用何首乌片口服，每次5片，每日3次，连用1～3个月。何首乌有补肝肾、益精血，通便泻下等功效，尤其适用于老年高脂血症兼有肝肾阴虚、大便秘结的患者。

(3)泽泻：味甘淡性寒，常用泽泻降脂片，每次3片，每日3次，2～3个月为1个疗程。

(4)蒲黄：性味甘平，临床上所用片剂或冲剂，每日量相当于生蒲黄30克，1～2个月为1个疗程，有显著的降胆固醇作用。

(5)山楂：性味酸甘微温，临床上常用山楂片，每次2～3片，每日3次，1个月为1个疗程。也可用山楂果50克，加水煎，代茶饮。

(6)大黄：味苦性寒，临床治疗高脂血症患者，口服大黄粉每次0.25克，每日4次，1个月为1个疗程。生大黄有攻积通便、活血化瘀的作用。所以，尤其适用于偏实证及大便干结的高脂血症患者。

常用的食疗食谱列举：

1. 中药茶疗

(1)枸杞红茶

【原料】红茶4克，枸杞子5克。

【制作】将红茶与枸杞一起放入杯中，冲入沸水约10分钟即可。

【用法】代茶饮。

【功效】有效地降低血脂，改善视力模糊症状，并可延缓衰老。适用于肝肾阴虚型。

(2)茉莉玫瑰花

【原料】玫瑰花5克，茉莉花5克，绿茶10克。

【制作】将玫瑰花和茉莉花洗干净后连同茶叶一同放入杯中，冲入沸水，焖约10分钟即饮。

【用法】代茶饮。

【功效】可活血祛瘀，帮助降血脂。适用于痰瘀滞留型。

(3)乌龙决明茶

【原料】决明子2克，荷叶6克，乌龙茶6克。

【制作】决明子放入炒锅中炒干，荷叶切成细片。将乌龙茶与上述两种材料放入杯中，冲入沸水，焖约10分钟即可。

【用法】代茶饮。

【功效】可降低血脂过高的症状。适用于胃热腑实型。

(4)山楂菊花茶

【原料】山楂、菊花、决明子各15克。

【制作】将三种材料一起洗干净放入锅中。将锅中放入清水，把材料煎煮成浓汁。

【用法】代茶饮。

【功效】有效降低血脂，改善血脂过高的症状。适用于胃热腑实型。

(5)山楂核桃饮

【原料】核桃仁150克，山楂50克(鲜果用150克)，白糖150克。

【制作】先将核桃仁浸泡40分钟，洗净后，磨浆备用。再将山楂洗净(如用鲜果需拍破)，放入砂锅中，加水煎煮30分钟后，去液，将汁浓缩至约1 000毫升，加入白糖，搅拌溶化后，再将核桃仁浆慢慢倒入，搅匀，煮至微沸即可。

【用法】代茶饮用。

【功效】补肾，润肠，消食积，散瘀血。适用于脾肾阳虚，痰瘀滞留型高脂血症。

(6)薏苡仁山楂茶

【原料】薏苡仁25克，山楂15克，冰糖适量。

【制作】将前两种材料一起洗干净放入锅中，注入清水，把材料煎煮成浓汁。加入适量冰糖即可。

【用法】代茶饮用。

【功效】清热解毒，可消除高血脂的症状。适用于胃热腑实型高脂血症。

(7)何首乌人参茶

【原料】何首乌20克，人参20克，蜂蜜适量。

【制作】将人参与何首乌一起放入杯中，冲入沸水泡约10分钟。加入些许蜂蜜调匀。

【用法】代茶饮。

【功效】改善血脂过高的症状，并改善血液循环。适用于肝肾阴虚型高脂血症。

(8)南瓜茶

【原料】南瓜200克。

【制作】将南瓜切成小块,放入锅中加入适量煎煮30分钟。

【用法】连同南瓜肉与南瓜汁一起食用。

【功效】降血脂,降血压。适用于各型高脂血症。

2. 中医药膳方

(1)山楂粥

【原料】山楂30～45克(或鲜山楂60克),粳米100克,砂糖适量。

【制作】将山楂煎取浓汁,去渣,同洗净的粳米同煮,粥将熟时放入砂糖,稍煮1～2沸即可。

【用法】作点心热服,10天为1个疗程。

【功效】健脾胃,助消化,降血脂。适用于脾胃虚弱型高脂血症。

(2)泽泻粥

【原料】泽泻15～30克,粳米50～100克,砂糖适量。

【制作】先将泽泻洗净,煎汁去渣,入淘净的粳米共煮成稀粥,加入砂糖,稍煮即成。

【用法】每日1～2次,温热服。

【功效】降血脂,泻肾火,消水肿。适用于脾肾阳虚型高脂血症。

(3)菊花决明子粥

【原料】菊花10克,决明子10～15克,粳米50克,冰糖适量。

【制作】先把决明子放入砂锅内炒至微有香气,取出,待冷凉后与菊花煎汁,去渣取汁,放入粳米煮粥,粥将熟时,加入冰糖,再煮1～2沸即可食。

【用法】每日1次,5～7日为1个疗程。

【功效】清肝明目,降压通便。适用于肝胆瘀滞型高脂血症。

(4)三七首乌粥

【原料】三七5克,制何首乌30～60克,粳米100克,大枣2～3枚,冰糖适量。

【制作】先将三七、首乌洗净放入砂锅内煎取浓汁，去渣，取药汁与粳米、大枣、冰糖同煮为粥。

【用法】作早晚餐服食。

【功效】益肾养肝，补血活血，降血脂，抗衰老。适用于肝肾阴虚型高脂血症。

(5)大蒜泡菜鱼

【原料】独头大蒜、四川泡菜各100克，草鱼1条。

【制作】将草鱼去鳃和内脏后，切成块；将大蒜、鱼块入锅，加入泡菜，再放入料酒、生姜、葱各10克，食盐2克，水适量。

【用法】煮熟即可。吃蒜，食鱼，喝汤。

【功效】抗菌消炎，抗癌，降血脂，抑制血小板凝聚。适用于痰瘀滞留型高脂血症。

(6)红薯鱼饼

【原料】红薯250克，面粉10克，鱼肉50克，姜、葱适量。

【制作】将红薯洗净后蒸熟、去皮，压成泥状，加入面粉。取净鱼肉剁碎，加酱油5克。锅中放山茶油或花生油30毫升，烧热后下姜粒、葱花各10克炒香，再下鱼肉略炒，做成馅；将鱼肉馅掺入红薯泥面中，压成饼，上笼蒸熟即可。

【用法】早、晚餐代主食食用。

【功效】降血脂，通大便。适用于胃热腑实型高脂血症。

(7)冬瓜海带汤

【原料】冬瓜200克，海带50克。

【制作】将冬瓜洗净去瓤、籽，连皮切成块；将海带先蒸半小时，用苏打粉少许搓后放入清水中泡2小时，捞起切成丝；将冬瓜块和海带煮成汤，起锅后加米醋少许。

【用法】吃冬瓜、海带，喝汤。

【功效】降血脂，减肥，尤其是有降低甘油三酯的作用。适用于脾虚痰积型高脂血症。

(8)茄子烧鳝鱼

【原料】紫皮茄子500克，鲜活鳝鱼250克，独头大蒜100克，橄榄油20克，葱、姜各10克。

【制作】将茄子削成块状；鳝鱼去骨刺和内脏，切成段。将锅烧热，加橄榄油烧至六成热，下茄子、鳝鱼、豆瓣酱10克和清水150毫升，烧至鳝鱼熟、蒜软。再加酱油5克炒匀即成。

【用法】佐餐食用。

【功效】降血脂，降血糖，防治动脉粥样硬化。适用于肾阴虚型高脂血症。

(9)木耳豆腐

【原料】黑木耳6克，豆腐200克，生姜5克，葱花5克，精盐1.5克。

【制作】将黑木耳泡发去杂质；锅中放花生油15克，烧热后下姜、葱花炒香，再下黑木耳炒匀，放豆腐块，加盐，大火煮5分钟即成。

【用法】佐餐食用。

【功效】降甘油三酯效果明显，与葱、姜相配，还有活血化瘀的功效，可防治血栓形成。适用于血瘀痰阻型高脂血症。

(10)橘皮薏苡仁羹

【原料】橘皮6克，薏苡仁50克。

【制作】将橘皮研成细末，薏苡仁洗净后加水1大碗入锅，煮成粥后加入橘皮末，搅匀即成。

【用法】早、晚餐代主食食用。

【功效】有降血脂及胆固醇的作用。适用于肝郁脾虚型高脂血症。

(11)素烩三菇

【原料】冬菇、蘑菇、草菇各25克，嫩玉米笋片50克，鲜汤适量，粉芡、调料各少许。

【制作】将冬菇、蘑菇、草菇入清水泡发，洗净，入油锅煸炒，然后加入鲜汤、嫩玉米笋片同煮，待熟后再加入粉芡和调料(盐、味精等)，翻炒片刻即可。

【用法】佐餐食用。

【功效】降脂降压、防癌。适用于各型高脂血症。

(12)双耳炒豆腐

【原料】木耳15克,优质鲜豆腐300～500克,银耳15克,鲜肉汤适量,豆腐乳、胡椒粉、香菜、油、食盐、味精各少许。

【制作】将木耳、银耳加入清水泡发,洗净,去杂质,在油锅中略爆炒;香菜洗净切碎。将豆腐洗净,切成2厘米见方小块,放入油锅与豆腐乳煎炒,然后加入木耳、银耳、鲜汤、香菜、胡椒粉、盐及味精,煮透即可。

【用法】佐餐食用。

【功效】滋补气血,降血脂、血压。适用于气血亏虚型高脂血症。

三、情绪调理

随着经济和社会的发展,人们的生活方式和行为方式随之发生改变。高脂血症的患者可通过改变自己的行为方式,培养对自然环境和社会的良好适应能力。

另外,老年人要尽量保持心理平衡,心理平衡是老年保健的金钥匙。老年人要做到心理平衡,首先要过好"离退休关",同时要处理好各种会影响心理情绪的问题。心理平衡,勿急躁易怒,多增加健康的社交活动,使心情舒畅。

四、保健疗法

临床治疗和康复医疗相结合,可更好地降低血脂、减轻症状、稳定疗效,同时可减少药物用量。康复医疗还有助于改善心血管功能及血脂代谢,防治血管硬化,减少脑、心、肾并发症。康复医疗的作用途径有功能调整与体育锻炼两个方面。

体育锻炼能增强心肌功能,促进脂肪分解,起到减肥作用。体育锻炼还可以增强消化功能,改善睡眠。一般采用太极拳、太极剑、步行、医疗体操等活动。

具体方法有：

1. 太极拳、太极剑

(1)太极拳：准备活动时间10分钟，太极拳锻炼时间30分钟(连续打4套，每套需六七分钟)，整理活动时间10分钟。

太极拳要求“松、静、柔、匀”。长期坚持打太极拳，使大脑进入觉醒状态，消除了精神的紧张状态，直接影响血液中的激素水平，使其维持在正常水平，可使血脂水平降低，减缓了低密度脂蛋白在动脉壁上的沉积，防止了动脉粥样硬化。

(2)太极剑：前两个月，每天早上6:00～7:30学习32式太极剑，达到熟练掌握；后4个月，每天早上6:30～7:20练习32式太极剑，每次练习分为准备活动、太极剑练习和整理活动三个阶段。

练习太极剑的遍数和每遍间隔以运动后即刻脉搏变化，即170－年龄这个公式并结合主观运动感觉来掌握和调整，5～10分钟内脉搏恢复到安静水平为适宜。主观感觉以稍费力为主。

太极剑锻炼能够改善中老年高脂血症患者的血脂异常，显著降低血清总胆固醇和低密度脂蛋白的水平，升高高密度脂蛋白的含量，改善血液流变学指标，降低血黏度。

2. 步行

适当有效的步行可以明显降低血脂，预防动脉粥样硬化，防止冠心病。步行时要掌握科学要领——坚持、有序、适度。

坚持：运动贵在坚持，步行最为简单而且方便，不需要特殊的场地，一年四季都可以进行。

有序：循序渐进，开始时不要走太快，应逐渐增加时间，加快速度。例如最近几个月活动很少，或有心脏病以及年龄超过40岁，开始的时候可以只比平时稍快，走10分钟，也可根据情况，一次走3分钟，多走几次。1周后，身体逐渐适应，可以先延长运动的时间，直至每天锻炼半小时，并逐渐增加步行速度。

适度：三个三、一个五、一个七。

三个三：每天应至少步行 3 千米、30 分钟。根据个人的情况，一天的运动量可以分成 3 次进行，每次 10 分钟、1 千米，效果是一样的。

一个五：每周至少运动 5 天。

一个七：步行不需要满负荷，只要达到 7 成就可以防病健体。

3. 医疗体操

练习太极拳有困难者可教以舒展放松、配合呼吸的体操，可采用太极拳的模拟动作，分节进行。

4. 推拿疗法

操作：以头面部、上肢、腰背部、下肢为主，分别取坐位、俯卧、平卧等姿势，采用□、按、揉、推、拿、拨、叩等手法，以患者自觉明显酸胀为度，每次推拿20～30 分钟，20 次为 1 个疗程。

5. 针灸疗法

(1)针刺疗法：取中脘、脾俞、气海、内关、丰隆、足三里。每次选取 3～4 穴，交替使用。捻转进针，得气后留针 20 分钟，中间行针 1 次，每日 1 次，10 次为 1 个疗程。亦可在得气后加电针(频率 8～10 赫兹交流脉冲)，持续 15 分钟。

(2)氦氖激光穴位照射：取内关，两侧穴位交替进行。每日 1 次，每次 15 分钟，10 次为 1 个疗程。

(3)耳针疗法：取内分泌、皮质下、神门、交感、心、肝、肾。每次选用 3～4 穴，用碘酒严格消毒后，毫针中等强度刺激，留针 30 分钟，间歇运针，两耳交替施治。隔日 1 次。

(4)艾灸疗法：取足三里、绝骨。患者平卧位，每次灸 1 侧，将艾绒做成黄豆大小的艾炷，每穴灸 3～5 壮，每周 1～2 次，10 次为 1 个疗程。

6. 足底按摩

“脚底是第二心脏”的说法是众所周知的，其实不如说“脚底是身体的全部”。脚底集合了身体的全部器官穴位，我们将此称为反射区。

足底按摩，就是依照反射区刺激的原理进行治疗。按摩病变器官或者腺体的反射区带，使其恢复原有功能，达到治疗效果，保持健康。

反射区选取：①肾，输尿管，膀胱；②肾上腺，腹腔神经丛，甲状腺，肝，胆囊，胰，膈（膈肌），胸部淋巴腺，上、下身淋巴腺。

操作方法：以轻度手法按摩①组反射区，每区 3 分钟。以轻、中度手法按摩②组反射区，每区 3～5 分钟。每日按摩 1 次，每次 40 分钟，10 天为 1 个疗程。

进行足底按摩时应保持室内安静、整洁、通风，按摩前用温水洗净足部，全身放松。按摩结束后 30 分钟内患者应饮一杯温开水，这样有利于气血的运行，增强按摩的效果。

7. 理疗

某些药物的离子导入、脉冲超短波或短波治疗及磁疗都可作为调脂的辅助治疗。

五、家庭治疗原则及自我管理

1. 合理饮食

（1）仅有血胆固醇含量增高，而甘油三酯含量正常的患者，饮食治疗的要点是限制食物中的胆固醇摄入，每天总摄入量少于 200 毫克。患者应忌吃或少吃含胆固醇高的食物，如动物的脑、脊髓、内脏、蛋黄（每只鸡蛋蛋黄含250～300 毫克胆固醇）、贝壳类（如蚌、螺蛳等）和软体类（如鱿鱼、墨鱼、鱼子等）。另一方面，患者应该摄入适量的胆固醇含量不太高的食物，如瘦猪肉、牛肉、鸭肉、鸡肉、鱼类和奶类。其次是限制动物性脂肪的摄入，适当增加植物油的摄入。计算表明，如烹调不用动物油，则每个患者每月可吃植物油（豆油、玉米油、菜籽油等）500～750 克比较理想。素油虽好，但也不宜吃太多，否则也会带来不利的作用。第三，多吃蔬菜、瓜果，以增加纤维素的摄入。第四，多吃有降胆固醇作用的食物，如大豆及其制品、洋葱、大蒜、金花菜（草头）、香菇、木耳等。这些食物中，有的还具有抗凝血作用，对预防血栓形成和冠心病也有好处。

（2）仅有血甘油三酯含量增高，而胆固醇含量正常的患者，其饮食治疗的要点与上面不同。关键在于限制进食量，降低体重，达到并维持在标准范围的体重。其次是限制甜食。此类患者对糖类特别敏感，吃糖可使其甘油三酯含量更加增高。因此，白糖、红糖、水果糖、蜜糖以及含糖的食品和药物等应尽量少吃或不吃。第三，禁酒。酒可使这类患者的甘油三酯含量增高。第四，适当增加蛋白质摄入，尤其是大豆蛋白。第五，适当限制胆固醇摄入，每天低于300毫克，允许患者每周吃3个鸡蛋，其他含胆固醇食物也可适当食用，只要总摄入量不高于上述界限即可。第六，适当限制脂肪摄入，尤其是动物脂肪。

(3)血胆固醇和甘油三酯含量都增高的患者，饮食治疗的要点是将上面两型结合起来。即适当限制胆固醇和动物脂肪摄入，控制食量以降低体重，忌吃甜食、戒酒，适当增加植物油、豆类及其制品的摄入，多吃蔬菜、瓜果和某些有降脂作用的食物。

2. 适量的体育运动

运动可使高甘油三酯血症患者的血脂含量完全降至正常水平。不仅如此，运动还能提高人体血液中一种对抗动脉粥样硬化的脂蛋白——高密度脂蛋白(HDL)的含量，改善心脏功能，增加心脏的侧支循环，从而也起到防治冠心病的良好作用。健康状况良好，又无冠心病的高脂血症患者，应该进行经常性运动，如长跑、骑自行车、游泳、打球、爬山等。但对已合并有冠心病以及有严重的高血压和糖尿病等疾病者则不宜进行剧烈的运动。这类患者应在医师的指导下，根据病情进行适当的医疗体操、打太极拳等锻炼。

3. 适当的理疗

在实行上述方法效果不好时，应辅以其他的物理治疗，如矿泉浴、肝区电磁疗法等。肝区电磁疗法可以调节肝脏代谢紊乱，从而纠正高脂血症。

4. 药物治疗

对顽固而严重的高脂血症，可适当给予药物治疗，目前还没有很合乎生理要求的降脂药物。多数降脂药仅有短时疗效，而长期服用则出现明显副作用。所以，药物治疗应被看作是治疗冠心病高危者脂代谢紊乱的万不得已的措施，且需与非药物疗法联合进行。

(王利娜)

第六章 肥 胖 症

肥胖症是指人体摄入热量多于消耗量,体内脂肪堆积过多和/或分布异常、体重增加,是遗传因素和环境因素共同作用的结果。肥胖症常与2型糖尿病、高血压、血脂异常等集结出现。世界卫生组织的营养和卫生专家警告说,体重过重和肥胖就是病,它对健康的危害不亚于烟草中毒的危害。近20年来,肥胖症的患病率上升很快。据美国疾病控制与预防中心2004年报告显示,30%以上成年人是肥胖患者,且年致死人数超过40万,并将成为未来的首位致死病因。在中国,近10年间肥胖人数增加了1亿人,截止到2002年我国肥胖人数达到2.6亿。

目前公认的肥胖症的诊断标准主要有下列几项指标:

1. 体重指数

即体重/身高^2,单位是千克/米^2。体重指数正常范围为18.5～22.9;小于18.5为体重过低;等于或超过23.0为超重;23.0～24.9为肥胖症前期;25.0～29.9为Ⅰ度肥胖症;等于或超过30.0为Ⅱ度肥胖症。

2. 腰围

被测者站立位,两脚分开25～30厘米,体重均匀分配,测量位置在水平位髂前上棘和第12肋下缘连线的中点,测量者坐在被测者的一旁,将软尺紧贴软组织,但不能压迫,测量值精确到0.1厘米。

腰围较腰臀比更简单可靠。WHO建议男性腰围超过94厘米,女性腰围超过80厘米为肥胖症。中国肥胖问题工作组建议对中国成人来说,男性腰围等于或超过85厘米,女性腰围等于或超过80厘米为腹部脂肪蓄积的界限。

3. 腰臀比

即腰围和臀围的比值。臀围是环绕臀部最突出点测出的身体水平周径。

腰臀比也被作为测量腹部脂肪的方法，白种人腰臀比大于 1.0 的男性和腰臀比大于 0.85 的女性被定义为腹部脂肪堆积。

目前肥胖症的分型主要是按脂肪组织块的分布，通常分为两种：其一为脂肪主要分布在腹腔和腰部，多见于男性，称为中心型肥胖，又称为内脏型、苹果型、男性型；其二为脂肪主要分布在腰以下，如下腹部、臀部、大腿，称为梨型、女性型。苹果型者发生代谢综合征的危险性大于梨型者。1999 年 WHO 将中心性肥胖症定为代谢综合征的成分之一。肥胖症也可作为某些疾病如下丘脑、垂体的炎症、肿瘤、创伤，库欣综合征，甲状腺功能减退症，性腺功能减退症的临床表现之一，称为继发性肥胖症。肥胖症患者可因体型而引起自卑感、焦虑、抑郁等心身相关问题。与肥胖症密切相关的一些疾病如心血管病、高血压病、糖尿病等的患病率和病死率也随之增加，并可引起睡眠呼吸暂停综合征、静脉血栓，并增加麻醉和手术的危险性。

【中医认识】

肥胖作为中医病症早在《黄帝内经》中即有记载，并已观察到肥胖的危害。如《素问·通评虚实论》中指出："凡消瘅，仆击，偏枯，痿厥"，"气满发逆，甘肥贵人则高粱之疾也。"唐代《千金要方》中载有"肉实坐安席，不能动作，喘气"等症状。金元时期李东垣《脾胃论》中指出："脾胃俱旺，则能食而肥；脾胃俱虚，则不能食而瘦，或少食而肥，虽肥而四肢不举，盖脾实而邪气盛也。"《素问·宣明正气论》中曰："久卧伤气"；《医学入门》中也强调久卧、久坐"尤伤人也"。久卧、久坐，气虚、气郁，必使运化无力，输布失调，膏脂内聚，使人肥胖。以上论述，为中医认识和治疗本病奠定了理论基础。

祖国医学认为，肥胖的形成与先天禀赋、饮食不节（过食肥甘）、脏腑失调（脾胃虚衰）、痰饮水湿、好逸少劳（疏于劳作）、七情过度等有关。另外，外感湿邪，入里内蕴，侵袭脏腑和内伤七情，影响脏腑功能，也常为发生肥胖的因素。

脏腑之中以脾、肾、肝、胆与肥胖的关系密切。脾气不足，不能正常化生精血，输布精微，充养周身，而变成膏脂痰湿，蓄于肌肤，发为肥胖。肾气不足，不能正常化气行水，助脾健运，通调水道而湿浊内聚，溢于肌肤加重肥胖。

1. 先天禀赋

中医认为体质阴阳刚柔的差异，是由先天禀赋决定的。《灵枢·阴阳二十五人》中指出“土形之人……其为人黄色，圆面，大头，美肩背，大腹，美股胫，小手足，多肉”“水形之人……大头，小肩，大腹”，前者为全身性肥胖，后者为腹大的中心性肥胖，两者均与先天禀赋有着密切关系。

2. 饮食不节

饮食不节是肥胖形成的重要原因。食膏粱甜腻、厚味肥甘、酒醴茶汤、生冷瓜果均可导致精微物质过剩，逐渐积聚化为膏脂；或饮食无度，日久损伤脾胃，水谷精微不能正常运化，水湿停聚，湿从内生，聚湿生痰，造成肌肉减少而脂肪增加，停留肌肤、脏腑而发为本病。

3. 脏腑失调

无论男女，随着年龄的增长，容易出现脏腑气血失调，肥胖发生的概率也随之增大。人体物质能量代谢与脏腑功能有关，其中与脾胃关系尤为密切。中年以后，脾胃运化功能逐渐减退，对肥甘厚味的转化功能也逐渐减弱，水谷精微不能化生输布，蓄积体内而为痰湿脂浊，再加上年高以后好静少动，形体逐渐肥胖。

4. 痰浊水湿

痰浊水湿与肥胖症的发生有密切关系。《丹溪心法》中说“肥白人多痰”“肥人多是痰饮”“肥人气虚生寒，寒生湿，湿生痰……故肥人多寒湿”。肥胖人多食膏粱厚味，日久必致脾虚，脾虚不主运化，若再多饮酒醇，必然痰湿内生，湿浊积聚。

5. 好逸少劳

若过食肥甘，又疏于劳作运动，甚或久坐、久卧，使体内营养精微不能消耗，日久必积聚而发为肥胖。

根据上述的病因病机，肥胖大体可以归纳为虚、实两大证型，以胃热、痰浊等为主的属于实证，以脾虚、气虚、脾肾阳虚为主的属于虚证，临床上虚实夹杂的患者亦较常见。中医一般将肥胖症分为五大类型：

1. 湿热内盛型

主要表现是头晕胀，腹胀痞，消谷善饥，口渴喜饮，或大便秘结，肢重困楚怠惰。舌质红，苔薄黄或薄白，脉弦滑或数。治法：清热利湿。方药：防风通圣散（防风、荆芥、薄荷、连翘、桔梗、川芎、当归、白芍、白术、山栀、大黄、芒硝、石膏、黄芩、滑石、甘草）加减等。

2. 肝郁气滞型

主要表现是素有肝胆疾患，胸胁苦满，胃脘痞闷，经前乳胀，月经不调或闭经，心烦口苦，失眠多梦。舌质暗，苔薄腻，脉细弦。治法：疏肝理气。方药：大柴胡汤（柴胡、黄芩、大黄、枳实、芍药、半夏、生姜、大枣）和逍遥丸（散）（柴胡、当归、芍药、白术、茯苓、薄荷、生姜、甘草）加减等。

3. 阴虚内热型

主要表现是体胖伴头昏、头胀痛，腰痛酸软，五心烦热。舌质尖红，舌苔薄，脉细数。治法：滋阴补液。方药：知柏地黄丸（知母、黄柏、山药、山茱萸、熟地黄、牡丹皮、茯苓、泽泻）和大补阴丸（黄柏、知母、熟地黄、龟板、猪脊髓）加减等。

4. 脾虚湿阻型

主要表现是肥胖肢肿，疲乏无力，头重如裹，肢体困重，纳差，腹满，尿少。舌质淡，苔白腻，脉细或细滑。治法：健脾利湿。方药：二陈汤（半夏、橘红、茯苓、甘草），二术四苓汤（苍术、白术、猪苓、茯苓、泽泻），防己黄芪汤（防己、黄芪、白术、甘草、生姜、大枣）加减等。

5. 脾肾两虚型

主要表现是形寒肢冷，少气懒言，神倦乏力，身困肢肿，腰酸膝软，便溏，纳呆，阳痿阴冷。舌淡苔薄，脉沉细或弱。治法：温肾健脾。方药：异功散（党参、白术、茯苓、甘草、陈皮）和五苓散（猪苓、茯苓、白术、桂枝、泽泻），苓桂术甘汤(茯苓、桂枝、白术、甘草)加减等。

临床治疗还要标本兼顾,主从结合,采用复方图治,多主张两种或三种治法参合运用,有助于提高疗效。

【中医保健措施】

一、未病先防

随着社会经济的发展、人民生活水平的提高,肥胖症的发病率也有逐年上升的趋势。现有大量的证据表明,肥胖症是心脑血管疾病发病的危险因素之一,且是最被重视的危险因素,预防肥胖症是降低心脑血管事件发生率的重要环节。

大家都知道,一旦胖起来,要想瘦下来是一件非常不容易的事情。美国的一项调查发现,每年一次的感恩节大餐,可以平均让每个人增加 1 磅(452 克)的体重,但要使这增加的 1 磅体重减下来,大概需要将近 1 年的时间。肥胖症预防与治疗原则中首要一点,就是要尽量避免肥胖症的发生。也就是说,预防肥胖症比治疗肥胖症更易奏效。从预防肥胖症的角度来讲,最关键的就是在任何时候都要保证饮食中的热量不要超标。

每日所需热量=标准体重①×125.4 千焦

备注:①Broca 公式:标准体重(千克)=[身高(厘米)-100]×0.9

②中等适度的日常运动约需要热量 125.4 千焦

例如:某男的身高为 160 厘米,其标准体重=(160-100)×0.9=54 千克

则每日所需热量=54×125.4(30)=6 771.6 千焦

即一天所需要的热量约为 6 771.6 千焦。

热量的三种来源,即碳水化合物、脂肪、蛋白质。

碳水化合物产生热量=16.7 千焦/克;

蛋白质产生热量 =16.7 千焦/克;

脂肪产生热量 =37.7 千焦/克。

肥胖的成因较为复杂，与年龄、饮食习惯、劳逸、情绪、遗传、社会环境等因素有关。专家认为，合理健康的生活方式是有效控制肥胖症的发病概率的重要方法。健康的生活方式包括规律饮食、适量运动、合理膳食等。

（一）规律饮食

恰当的饮食方式可以避免肥胖症的发生。专家给出一些合理的饮食方式，如细嚼慢咽（至少 20 次），饭前喝汤，想再来一碗之前，放下筷子稍事休息（一定的时间间隔可以抑制食欲），不暴饮暴食等。

减肥口诀：早吃好，午吃饱，晚吃少，规律养成少不了。

一日三餐有规律，比你常常不吃饭而吃零食的热量要低得多。

晚餐要少吃。晚餐丰盛几乎是大多数家庭的习惯，却是肥胖的开端，这是因为，到了晚上人体代谢率降低、活动量减少、身体的休息等，都会让我们无法消化那么多的美食，以致摄入大于消耗，引起肥胖。

正确的食物摄入顺序：开胃汤—新鲜并简单烹饪的蔬菜—主食（每人每天大约 300 克主食）。

（二）适量运动

依据脂肪形成的原理，人所吃进去的糖类、蛋白质以及脂肪，除了满足人体日常活动的需要外，多余的部分，99%都以脂肪的形式堆积。要维持体重，就应该在人体储存脂肪之前，将它“用”掉，这就是运动。每周 3～5 次，每次 30～60 分钟，运动时间选择在早晨或晚饭后 1～2 小时为佳。

（三）合理膳食

控制饮食的数量，合理分配食物的成分，对避免肥胖，预防高血压、动脉粥样硬化的发生有极其重要的意义。培养有规律的进食制度。其一般原则是“四低一高”，即低热量、低脂肪、低胆固醇、低糖、高纤维膳食。防止过多地摄入糖、脂肪和蛋白质。食物以水果、蔬菜、粗制面粉制品、麸类等含纤维素食物以及豆类制品为主，适当食用牛奶、瘦肉、鸡蛋等。食盐摄入量每日控制在 6～8 克。多饮白开水或清茶。

二、既病防变

肥胖症的临床症状以肥胖、体重增加为主要表现。男性患者脂肪分布以颈及躯干部为主，四肢较少；女性患者脂肪分布以腹部、四肢和臀部为主。轻度肥胖者无症状，或仅有少动、嗜睡、易疲乏、腹胀便秘等。女性患者可出现月经量减少，男性患者则可出现性功能减退，甚至阳痿等。中、重度患者由于脂肪堆积，体重过大，活动时耗氧量增加，对心、肺造成影响，易出现心慌、气促，甚至心、肺功能不全等，并常可伴发高脂血症、动脉粥样硬化、冠心病、糖尿病、胆石症等病症。

1. 气滞血瘀

症状：胸背刺痛，两胁胀满，固定不移，入夜尤甚，心烦不安，舌紫暗有瘀点，脉弦。治法：理气活血，化瘀止痛。方药：血府逐瘀汤加味（当归、生地黄、桃仁、红花、枳壳、赤芍药、柴胡、甘草、桔梗、川芎、牛膝）。

2. 痰浊痹阻

症状：胸闷如窒而痛，痰白黏量多，倦怠身重，纳呆脘闷，苔浊腻，脉滑。治法：理脾化痰，宣阻通痹。方药：温胆汤合栝楼半夏薤白汤化裁（法半夏、陈皮、甘草、枳实、竹茹、生姜、茯苓、大枣、栝楼、薤白、石菖蒲）。

3. 肝阳暴亢，风火上扰

症状：半身不遂，口舌歪斜，舌强语謇或不语，偏身麻木，眩晕头痛，面红耳赤，口苦咽干，心烦易怒，尿赤便干，舌质红或红绛，舌苔薄黄，脉弦有力。治法：平肝熄风。方药：天麻钩藤饮（天麻、钩藤、生石决明、川牛膝、黄芩、山栀、夏枯草）。伴头晕头痛，加桑叶、菊花；心烦易怒，加丹皮、白芍；便干便秘，加生大黄。

4. 火热内盛

症状：善忘，心烦不寐，面红目赤，声高气粗或气促，口臭发热，口干口苦，渴喜冷饮，口舌生疮或肿痛，尿短赤热，舌红绛，苔黄燥，脉大有力或弦数。治法：清心泻火。方药：朱砂安神丸（黄连、黄芩、山栀、生地、玄参、当归、川芎、丹参、丹皮、石菖蒲、郁金、远志)。夹痰热者加半夏、陈皮、竹茹、枳实;若热盛伤阴,咽干口燥者加麦冬、沙参、女贞子、甘枸杞。

5. 气血亏虚

症状:眩晕动则加剧,劳累即发,面色𬮿白,唇甲不华,发色不泽,心悸少寐,神疲懒言,饮食减少,舌质淡,脉细弱。治法:补气养血,健运脾胃。方药:归脾汤加减(党参、炒白术、黄芪、当归、酸枣仁、龙眼肉、木香、大枣、甘草)。血虚甚者,可加熟地、阿胶。

6. 心脾两虚

症状:阳痿早泄,面色𬮿白少华,身体倦怠乏力,纳呆,消瘦,便溏,唇淡,心悸气短,自汗,多梦健忘,舌淡,脉细。治法:补益心脾。方药:归脾汤加减(人参、黄芪、白术、甘草、生姜、大枣、当归、茯苓、枣仁、龙眼肉、远志、木香)。思虑忧郁者,加陈皮、香附。

【病后保健】

一、生活调理

(1)起居有常,早睡早起,做到定时起居,按时休息。

(2)每天应锻炼身体。根据个人的特点、兴趣、体质条件选择适宜的锻炼方式,如散步、慢跑、打太极拳、按摩等。按1千克脂肪有37656千焦(9000千卡)热量来计算,消耗热量418.4千焦(100千卡)(100千卡的热量相当于半碗饭)的运动时间及项目相当于:徒步旅行约24分钟,长跑约6分钟,跳绳约18分钟,打软式网球约14分钟,漫步约12分钟,做健身操约21分钟,骑自行车远行约21分钟,游泳约12分钟,打太极拳20分钟,打羽毛球约20分钟。

(3)调整控制膳食,养成健康的饮食习惯,增强自我保健意识,忌大吃大喝,饮食无度。

(4)心理保健

胸怀开阔,精神乐观,克服急躁、惊恐、焦虑的不良情绪,避免精神高度紧张或多种因素的刺激。

二、饮食调理

(一)合理的膳食原则

人体在正常情况下,热量的摄入与消耗保持平衡。为了预防肥胖,首先必须控制热量的摄入,减少脂肪的摄入量。限制食用动物脂肪、肥肉和油炸食品。

1. 限制总热量

成年轻度肥胖者,按每月减轻体重0.5～1.0千克为宜,即每天减少523～1 046千焦(125～250千卡)热量来确定一日3餐的标准;而成年中度以上肥胖者,每周减体重0.5～1.0千克,每天减少热能2 310～4 619千焦(552～1 104千卡)。

2. 限制蛋白质

中度以上肥胖者,蛋白质提供热量占总热量的20%～30%,并选用优质蛋白质,如牛奶、瘦肉、鱼、鸡、蛋清等。

3. 限制脂肪

过多摄入脂肪可引起酮症,肥胖者膳食中脂肪含量应控制在总热量的25%～30%。

4. 限制碳水化合物

碳水化合物饱腹感低,可增加食欲,碳水化合物供给应控制在占总热量的40%～55%为宜。

5. 限制食盐和嘌呤

口味太咸可导致体内水分滞留过多,并能刺激食欲,增加体重,故每天食盐摄入量以3～6克为宜。嘌呤可增进食欲和加重肝肾代谢负担,故含高嘌呤的动物内脏应加以限制,如肝、心、肾等。

6. 平衡营养

必须按正常标准保证膳食中有足够维生素和矿物质,忌喝果汁,尽量多选用糙米、胚芽米、麸皮面包及含纤维素多的蔬菜和水果。食物应多样化，切忌偏食；只要含热量低，来源分配得当，营养平衡，任何普通膳食都可成为良好的减肥食物。

可任意选择的食品：清茶、淡咖啡（不加糖、奶精）、柠檬、泡菜、酸黄瓜、辣椒、胡椒、五香粉、醋。

禁忌食品：严格限制糖果、酒类、饮料、甜点、罐头制品、蜜饯食品等。

7. 烹调方法及餐次

宜采用蒸、煮、烧、汆、烤等烹调方法，忌用油煎、炸的方法，因煎炸食物含脂肪较多，并刺激食欲，不利于治疗；进食餐次应因人而异。

8. 饮水要充足

科学研究发现，人体如果水分摄入不足，肾脏的生理功能就不能维持，并且加重肝脏的负担，影响肝脏对脂肪的转化功能，使脂肪代谢减慢，造成脂肪堆积。正常情况下，每人每天需要饮水 2 000 毫升左右，而肥胖者每超过理想体重13.5 千克，则需增加饮水 500 毫升。因脂肪代谢活动加强，产生的各种废物增多，需要更多的水分来排除废物。充分喝水可使代谢运转正常，所以，减肥时应适当增加饮水量，每天至少饮 8 杯水。

综上所述，注意膳食和营养，应注意“三定”“三高”“三低”。“三定”即定时、定量、定质；“三高”即高蛋白质、高不饱和脂肪酸（如食用麻油、豆油、菜籽油）、高维生素（如多食新鲜蔬菜和水果）；“三低”即低脂肪（少食肥肉、猪油、牛油、奶油等）、低热量、低盐。

（二）中医食疗

中药茶疗法：

（1）三花减肥茶：玫瑰花、茉莉花、凤仙花各 3 朵，川芎、荷叶各 10 克。将所有材料剪碎搅拌均匀。再装入小布袋，以 250 克滚水冲泡，每日 1 次，7 天为 1 个疗程。此 3 种花合用，有利水消肿、活血养胃、降脂提神的作用。药性甘平，不寒不热，适合各种肥胖症患者饮用。

（2）山楂荷叶饮：荷叶 60 克，生山楂 10 克，生薏苡仁 10 克，橘皮 5 克。采鲜嫩荷叶洗净，晒干，研为细末。其余各药也焙干研成细末，混合均匀。将混匀药末放入开水瓶中，用沸水冲入，塞上瓶塞泡30分钟后即可饮用。功效清热利湿，减肥消肿，适用于湿热内盛型肥胖症。

(3)玉楂冲剂：玉竹、山楂各等量，制成冲剂，一日2次，每次1包(20克)。功效健脾滋阴，降低血脂，适用于脾胃气虚型肥胖症。

(4)降脂茶：何首乌15克、枸杞子10克，草决明30克，水煎为茶，每日1剂，分2次服。功效促进脂肪代谢，降低血脂，适用于肝火亢盛型肥胖症。

(5)利水煎：白术10克，泽泻10克，云茯苓10克，车前子10克，猪苓10克，防己10克，茶叶10克，水煎服，代茶。功效清热利湿，化痰逐饮，适用于湿热内盛及脾虚湿盛型肥胖症。

(6)荷叶轻身茶：荷叶50克、车前草30克，用开水200毫升浸泡10分钟后饮用，分2次服。30天为1个疗程。每一疗程结束停服2周后可连服。功效清热利湿、润肠通便，促进脂肪代谢。适用于脾虚胃热型单纯性肥胖症、习惯性便秘等。

(7)减肥健身茶：金银花20克，菊花20克，山楂50克，蜂蜜少许。将金银花、菊花、山楂一同放入锅中，加2000毫升水煎煮30分钟后，滤汁。再加水煮一次，再滤汁，将滤出的汁液置火上加热，烧至微微沸腾后放凉，加入少许蜂蜜即可饮用。功效去脂、通便、降压，适合各种肥胖症患者饮用。

(8)利尿减肥茶：陈皮3克，车前草5克，绿茶5克。将所有材料置于茶壶中，用沸水冲泡后代茶饮，功效利尿、减肥、提神，适合各种肥胖症患者饮用。

(9)健美茶：生首乌10克，夏枯草10克，山楂10克，泽泻10克，莱菔子10克，茶叶10克，用沸水冲泡后代茶饮，功效消食、健脾、补虚，适用于脾胃气虚型肥胖症。

中医食疗方：

1. 白茯苓粥

【原料】茯苓15克，粳米60克。

【制作】将白茯苓磨成粉，与粳米煮粥，加冰糖少许即成。

【用法】早晚服用。

【功效】健脾清肠，利湿减肥。治疗老年气血亏虚型肥胖症。

2. 赤小豆粥

【原料】赤小豆 100 克，粳米 50 克。

【制作】将赤小豆洗净，和粳米一起常法煮粥。

【用法】每日早晚温热服食。

【功效】健脾，利水，消肿。适用于脾虚水肿型肥胖症。

3. 何首乌粥

【原料】何首乌 20 克，粳米 50 克，大枣 2 枚。

【制作】将何首乌洗净晒干，打碎备用，再将粳米、红枣加清水 600 毫升，放入锅内煮成稀粥，加入何首乌末搅匀，文火煮数沸。

【用法】早晨空腹温热服食。

【功效】健脾养胃，助消化。适用于脾胃气血两虚型肥胖症。

4. 荷叶粥

【原料】新鲜荷叶 1 张，粳米 60 克，冰糖适量。

【制作】先将洗净的荷叶煎汤，用荷叶汤煮粳米成粥，加少量冰糖即可食用。

【用法】早晚食之。

【功效】健脾，利湿。适用于脾虚水湿型肥胖症。

5. 芝河蚌煮冰糖

【原料】灵芝 20 克，蚌肉 250 克，冰糖 60 克。

【制作】将河蚌去壳取肉，用清水洗净待用。灵芝入砂锅加水煎煮约 1 小时，取浓汁加入蚌肉再煮，放入冰糖，待溶化即成。

【用法】饮汤吃肉。

【功效】健脾清肠。适用于脾虚夹热型肥胖症。

6. 马兰头拌豆腐

【原料】马兰头 100 克，豆腐 250 克。

【制作】将马兰头洗净，入沸水中略煮，捞出切成碎末，拌豆腐。

【用法】佐餐食用。

【功效】健脾清肠，利湿减肥。适用于脾虚湿热型肥胖症。

7. 兔肉煨山药

【原料】兔肉 500 克，怀山药 50 克，盐少许。

【制作】将兔肉洗净切块，与怀山药共煮，沸后改用文火煨，直至烂熟。

【用法】佐餐食用，饮汤吃肉。

【功效】健脾，益胃，调脂。适用于脾胃气虚型肥胖症。

8. 腐竹拌马齿苋

【原料】鲜马齿苋 200 克，水发腐竹 50 克，精盐、麻油、酱油、生姜末、蒜蓉、味精各适量。

【制作】将马齿苋洗净，切成约 3 厘米长的段；水发腐竹切成 1.5 厘米长的段；分别用沸水烫一下，再用凉开水过凉，沥水，然后装盘，加入精盐、酱油、生姜末、蒜蓉、麻油、味精，拌匀即成。

【用法】佐餐食用。

【功效】清肠减肥。适用于素体热盛型肥胖症。

9. 炒三菇

【原料】绿茶 5 克，泽泻 10 克，莱菔子 4 克，山楂 10 克，白芷 5 克，神曲 8 克，银耳 15 克，猴头菇 150 克，水发香菇 150 克，蘑菇 150 克，各种调料适量。

【制作】将前七味药装入纱布袋中，入砂锅加水煮 20 分钟，取出备用；将猴头菇切片，入油锅煸炒，兑入 1/3 药汁，加盐、味精适量，烧沸，勾芡装盘；然后煸炒香菇，加黄酒及 1/3 药汁，调入酱油、糖、味精，炒匀，勾芡，淋上麻油，装入盘中；再煸炒蘑菇，调入 1/3 药汁及番茄酱、清汤、红油，调味，勾芡，装盘；最后在盘的四周镶放蒸酥的银耳即成。

【用法】佐餐食用。

【功效】清热降火，祛脂减肥。适用于火热内盛型肥胖症。

10. 鲜拌三皮

【原料】西瓜皮200克，黄瓜皮200克，冬瓜皮200克。

【制作】将西瓜皮刮去蜡质外皮，冬瓜皮刮去绒毛外皮，与黄瓜皮一起，在开水锅内焯一下，待冷却后切成条状，放入少许盐、味精，装盘食用。

【功效】经常食用，具有清热利湿、减肥之功效。适用于湿热两盛型肥胖症。

11. 益脾饼

【原料】白术120克，鸡内金60克，熟枣肉250克，干姜60克。

【制作】以上物品均焙干焙熟，碾成细末。将药末与枣肉捣如泥状，捏作小饼，火上炙干即成。

【用法】佐餐食用。

【功效】健脾消食养血。适用于气血两虚型肥胖症。

12. 山楂决明瘦肉汤

【原料】猪瘦肉150克，草决明、山楂各50克。

【制作】将山楂、草决明洗净，猪瘦肉洗净、切片。把山楂、草决明放入锅内，加清水适量，武火煮滚，放入瘦肉，改文火煲至山楂、草决明烂熟，调味后即可食用。

【用法】佐餐食用。

【功效】健脾清肝，清积减肥。适用于肝阳上亢型肥胖症。

三、情绪调理

减肥时，如果一个人过着单调的生活，很快就会感到厌烦，很难收到成效。但是，假如和朋友们在一起，互相鼓励，互相竞争，就会很快见效。要消除肥胖，不能三天打鱼、两天晒网，要长期坚持，要有毅力和吃苦耐劳精神，这才是减肥的诀窍。

四、保健疗法

（一）运动治疗

1. 散步

散步是一项轻便运动，对运行气血、调和脏腑、强健筋骨、养心逸神有着良好的促进作用。散步时间可选择在早晨或晚饭后，每次以20～40分钟为宜。散步速度因人而异，以不感觉疲劳为佳。一般要求老年人每分钟走50～70步，这样对全身功能，尤其是循环系统的功能起到良好的促进作用。坚持每日散步，锻炼3个月后，身体运动功能将会得到明显的改善和提高。

2. 慢跑

慢跑可以增强人体的心肺功能，促进氧气的贮存与交换，减少赘肉与脂肪的积蓄。练习慢跑要循序渐进，防止急躁。开始练习时，每分钟走50米，每次练习10分钟为宜；待运动1～2周后，可增加每分钟走步100米，最多不宜超过150米，每次锻炼时间为20～30分钟。锻炼过程中，脉搏频率应维持在180次－年龄，如60岁老人，心率在180－60＝120次/分以下为宜。过多或过少，都会影响慢跑的质量与效果。

慢跑时，身体宜放松，姿势自然，动作协调，跑步后应感觉身心轻松，精神爽朗。若感觉疲乏无力，精神不振，经一夜休息后尚未能恢复，证明运动量过大，或运动方法不当，宜及时减少或改进。专家认为，每周跑步要在4次以上，才会收到效果。

3. 退步行

退步行，也叫倒行，它可使腰部肌肉有规律地收缩或放松，有利于腹部血液循环的改善，加强腰部的新陈代谢，还能治愈腰肌劳损，提高脊柱关节和四肢的功能，矫正姿势性驼背和某些腰椎疾病。

4. 打太极拳

经常练习太极拳，可以调理脏腑、疏通经络、补益气血、健身延年。对身体保健、疾病康复、抗衰老等，均有着积极的现实意义，尤其能提高人体运动的协调、平衡下肢的支撑能力。

5. 八段锦

八段锦功法，最早见于南宋时期，由于它的动作优美，犹如锦绣一样而得名。后人在文、武八段锦的基础上，又演变出许多种类，如岳飞八段锦、十三段锦、十六段锦、坐式八段锦、床式八段锦等。

八段锦具有舒筋通络、行气活血、调理脏腑、平衡阴阳的功用，可以使滞者通之，瘀者散之，郁者开之，虚者补之，实者泻之，从而达到阴平阳秘、气血和调，五脏安顺，六腑皆旺，形神健壮的目的。

6. 五禽戏

五禽戏是仿效虎、鹿、猿、熊、鹤的动作，去运动锻炼身体，以达到舒展筋骨、疏通经络、调和气血、增强体质以及防病治病之目的。

五禽戏的功法要求全身放松，排除杂念，思想集中，呼吸均匀，动作逼真，演练起来如刚猛的老虎，悠闲的小鹿，灵敏的猿猴，稳重的熊，悠然的仙鹤，体现出轻松悠然，刚劲有力，有刚有柔。练虎戏，强劲刚猛，可增强体质，充实元气；练鹿戏，轻松，伸展，可舒展筋骨，通畅血脉，消除紧张情绪；练熊戏，稳重沉着，可增长五脏六腑精气，以及上肢关节功能；练猿戏，灵敏快捷，可增强心身灵活性；练鹤戏，挺拔昂然，可增强心功能，健肾壮腰，调畅气血等。

7. 游泳

游泳是一项全身性的运动。游泳可促使肌肉、韧带、关节、骨骼等相互带动。而协调的活动有助于舒展筋骨，疏通经络，调和血脉。游泳下水前应做热身活动，以适应水温和各种运动。游泳时呼吸与动作相配合，增加吸氧与排出二氧化碳，并减轻游泳时的疲劳感。

游泳时的动作、速度、距离、时间等均要掌握适中，以不感到过度疲劳为宜。身体患有疾病者，应注意防止意外。

8. 爬行运动

爬行指如动物般用四肢行走。它有利于人体心血管的平衡循环和增加回心血量，减轻心脏工作的负担。首先，它改善了心血管的功能，起到了防治冠心病、动脉硬化、内脏下垂、痔疮以及下肢静脉曲张等疾病的作用。其次，还可使输入脑部的血氧充足，脑细胞得到充分的濡养，使人的头脑清晰，思维敏捷，肢体灵活（如鱼在水中遨游，动物反应迅速与奔跑灵活等），并能起到防治老年疾病的作用。

9. 舞蹈

舞蹈的种类很多，要选择既适合保健又适合自身体质情况的舞蹈，一般多以运动量比较小的双人舞、自由舞为首选。舞蹈运动配合节奏感强的音乐，可以振奋人的精神，调节人的情绪，从而增强大脑细胞的功能，缓解疲劳和疼痛。

（二）针灸疗法

针灸减肥是通过传统的中医针灸方法，针灸身体相关穴位，达到调整机体内分泌的作用，最终实现减肥。

1. 体针法

①取穴：常用穴位以关元、足三里、中脘、脾俞、内关等为主。配穴为梁门、三阴交、丰隆、列缺、脾俞、三焦俞、气海。

操作：手法以四肢穴位用泻法，留针 15～30 分钟；体虚采用少针多灸法。

②取穴：以期门、阳陵泉、支沟、足三里、太冲、肝俞为主。

操作：使用平补平泻方法，每日一次，留针 20～30 分钟。

③取风池、三阴交、足三里、内关穴。

操作：风池穴以捻转泻法为主，内关、足三里用平补平泻法，三阴交以捻转补法为主。留针 20 分钟，隔日针刺 1 次，连续治疗 6 周。

2. 耳针

选口、食管、大肠、十二指肠、心、三焦、内分泌、胃，取 1～2 穴，以双侧耳交替方式扎针，每周耳针贴敷 2～3 次，10 次为 2 个疗程，而每次疗程间隔5～7 天。

3. 耳穴贴压法

主穴：内分泌、神门、丘脑、饥点、渴、神门、脾、胃。

配穴：大肠、胃、肺、口、贲门。

常用王不留行、白芥子、急性子、绿豆等贴压。将其置于小块正方形胶布上，准确地粘于选用的耳穴表皮，给予适度的按压刺激。每周1次，5次为1个疗程，1个疗程结束后休息1周再进行第二疗程。

4. 灸法

方法一：隔姜灸

取穴：常用穴：阳池、三焦俞。备用穴：地机、命门、三阴交、大椎。

每次常用穴均取，双侧同用。如治疗4～5次效果仍不明显的话，可酌加备用穴各1个(亦为双侧)，备用穴位可轮用。

操作：取新鲜老姜一块，切成厚2毫米、直径1厘米的形状相似的圆形薄片备用。再以纯艾绒捏制成高1厘米、炷底直径0.8厘米的圆锥形艾炷多个。嘱被灸者取正坐位，双手手心向下平放于桌子上，将姜片贴敷于穴区，上置艾炷点燃施灸。可先灸手部穴再灸背部穴，先灸常用穴再灸备用穴，先灸上部穴再灸下部穴，依次施灸。灸至觉烫不可忍时，可用镊子将艾灰夹去，另换新艾炷再灸。每次每穴灸4～5炷。每日1次，一般30次为1个疗程。

方法二：悬灸

取穴：常用穴：足三里、中脘、关元。备用穴：天枢、丰隆、三阴交、脾俞。常用穴均取，另加备用穴2穴，可轮流使用，双侧均灸。

操作：嘱被灸者取仰卧位，充分暴露施灸穴位。取纯艾条1支，点燃，悬于穴区上空施灸，燃着端距离穴位的高度，以穴区感到温热舒适为度。执艾条之手可微做上下左右移动，幅度不宜太大，以保持穴区明显温热感而不灼烫为宜。每穴灸5～10分钟，要求灸处肌内深部有逐步扩散之热感，如热感能上下传导更佳。每天1次，最好安排于临睡前施灸，20天为1个疗程，疗程间隔2～3天。本法较上法更为安全简便，且适用于虚证患者，但起效较慢，须坚持长期治疗。

(三)按摩理疗法

推脾经：贴着小腿胫骨内侧脾经走向揉捏，找到的一些痛点处多加揉按。另外，揉左侧脾经效果更好。适用于脾胃的运化失调引起的肥胖。

敲胆经：用双手握拳的指节去敲打大腿外侧胆经循行位置，敲打的时候，稍加用力，有助于消除下肢脂肪。

敲带脉区：敲腰两侧的带脉区，这里是肝胆经的循行位置，就像带子一样围着人体，具体方法：平躺，两手握空拳，每天坚持敲打300次，由轻到重，以舒服为宜，有助于清除腰部脂肪，强身健体。

摩腹法：揉腹部，以一手五指张开，指端向下，从胃脘部起，经脐右揉至下腹，然后向右、向下、向左、向下，沿大肠走行摩揉，反复多次，早晚各1次，每次20分钟，按摩时应精神集中，次数由少至多，力量均匀。

拿揉法：一手捏住腹部皮肉，包括深层脂肪，顺时针依次拿揉（即捏住的同时揉动），约5分钟，以微微疼痛为宜。

（四）其他疗法

拔火罐法：取大肠俞、小肠俞、足三里及阳性反应部位。方法：左腹、臀部、大腿后侧阳性部位拔火罐10～15分钟。

外敷法：用大黄末10克，芒硝40克，以适量黄酒调服肚脐，纱布敷盖，胶布固定，再用热水袋热敷10分钟，可使宿便排出。

药浴疗法：荷叶100克、泽泻75克、防己100克、柏子仁100克，冬瓜皮10克，海藻10克，用1 000 ml的水，浸泡这些中药材20分钟，泡完后再开火，将药材与水一起煮滚30分钟。去掉中药渣，加入拍打过的姜母及一瓶米酒，取药汤泡浴30分钟。功效：促进血液循环、加速新陈代谢。

五、妊娠期肥胖及小儿肥胖的自我调护

为了预防妊娠期肥胖，孕妇饮食要注意以下几点：

（1）限制脂肪摄入。尤其在产前3个月更应注意，要少吃肥肉、油炸食品和奶油等。

（2）限制糖类食品摄入。糖摄入过多，人体无法全部利用时就会转化为脂肪，因此孕妇在妊娠末期要适当控制甜食、点心。

（3）增加蛋白质食物。孕妇可适量增加瘦猪肉、鱼类及豆制品，以防营养

不良。

(4)多吃蔬菜和水果。蔬菜和水果可以提供人体所必需的矿物质和维生素,同时可增加饱腹感,而且很少增加热量。

(5)当发现自己体重超过某一时期的标准过多,就应调整饮食,并适当增加活动量,如坚持每天散步或做一些家务活,对分娩有一定的好处。

对于小儿肥胖,应注意做到:

(1)少量多餐,使用含糖、脂肪少的食物。限制饮食必须照顾小儿的基本营养及生长发育所需,仅使体重逐步降低。设法满足小儿食欲,避免饥饿感。食品应以蔬菜、水果、面食、米饭为主,外加适量的蛋白质食物如瘦肉、鱼、鸡蛋、豆及其制品。

(2)解除精神负担。对情绪创伤或心理异常者应多次劝导,积极援助,去掉他们的顾虑和忧郁。要使患儿加强信心,改变过食少动的习惯。

(3)增加体格锻炼。应提高患儿对运动的兴趣,运动要多样化,包括慢跑步、跳柔软操、打太极拳、打乒乓球及轻度游泳等。

(倪英群)

第七章　痛　　风

痛风为嘌呤代谢紊乱和/或尿酸排泄障碍引起的血尿酸增高的一组异质性疾病。临床特点表现为高尿酸血症、痛风性急性关节炎反复发作、痛风石沉积、特征性慢性关节炎和关节畸形，往往累及肾引起慢性间质性肾炎和肾尿酸结石形成。

世界各地痛风发病率有显著差异。影响其发病的因素除种族外，尚包括遗传、饮食中蛋白质含量、社会生活、文化状况和精神应激素。原发性痛风发病多见于男性，男女之比为20∶1，女性很少发病，在绝经期后的女性中，发病率有所上升。痛风虽可见于各年龄层，但原发性痛风以中年人为多，40～50岁是发病的高峰。原发性痛风近年来在我国的发病率也有所增高，主要与目前营养条件改善，平均寿命延长等因素有关。由于痛风患者常伴高血压、高血脂、动脉硬化、冠心病和糖尿病(2型)，所以目前认为其可能与肥胖、饮食、饮酒等共同因素有关。

痛风的发病原因主要涵盖两个方面，即尿酸排泄减少和尿酸生成过多。

1. 尿酸排泄减少

在原发性痛风患者中占大多数，约90%。一般患者尿酸生成正常，但尿酸排泄减少，多数患者的肾功能正常，而尿酸排泄减少主要是由于肾小管分泌尿酸减少所致，肾小球滤过减少，肾小管重吸收增加亦可能参与。此组疾病大多与基因遗传缺陷有关，但确切的发病机制未明。对于继发性痛风来说，某些疾病或药物作用可引起肾功能减退而致尿酸排泄减少。例如慢性肾小球肾炎、尿崩症、高血压病、糖尿病酮症、甲状旁腺功能亢进症等；或因一些药物如噻嗪类利尿药、呋塞米等。原发性痛风常与肥胖、糖脂代谢紊乱、高血压病、动脉硬化和冠心病等聚集发生。

2. 尿酸生成增多

限制嘌呤饮食5天后，如每日尿酸排泄超过3.57毫摩尔可认为尿酸生成增多。在原发性高尿酸血症和痛风患者中，由尿酸生成增多所致者仅占少数。酶的缺陷为尿酸生成增多的原因之一，其主要与磷酸核糖焦磷酸合成酶活性增高，磷酸核糖焦磷酸酰胺转移酶的浓度或活性增高，次黄嘌呤-鸟嘌呤磷酸核糖转移酶部分缺乏，黄嘌呤氧化酶活性增高有关。继发性痛风患者尿酸生成增多主要与骨髓增生性疾病和淋巴增生性疾病相关。另外，一些先天性代谢紊乱疾病，如糖原累积病Ⅰ型、Lesch-Nyhan综合征等，也可使尿酸生成增多。

痛风的临床表现大致可分为：①无症状高尿酸血症期。仅有血尿酸持续或波动性增高，可以终生不出现症状，只有5%～12%的高尿酸血症的患者最终表现为痛风发作。②急性痛风性关节炎发作期，为原发性痛风最常见的首发症状，好发于下肢关节，多数患者在发病前无前驱症状，或发病前有疲乏、周身不适及关节局部刺痛等先兆。往往突然发病，受累关节以拇趾及第一跖趾关节为多见，多在午夜发作，每因疼痛而惊醒，数小时内症状发展至高峰，关节及周围软组织出现明显的红肿热痛，痛甚剧烈，甚至不能忍受被褥的覆盖。初起为单关节炎，偶有单侧或双侧多关节同时或先后发作。四季均可发病，但以春秋季节多发。③痛风石及慢性关节炎期，痛风石是痛风的特征性病变，尿酸盐在皮下结缔组织沉积所形成的痛风石，外形如黄白色赘生物，大小不一。一般以外耳的耳轮、对耳轮、跖趾（尤其第一跖趾关节）、指间、掌指等关节易见。主动脉瓣、二尖瓣和心肌亦可有痛风石，但较少见。痛风石的形成与高尿酸血症的持续时间有关，由第一次痛风发作至出现痛风石的时间平均大约10年。未经治疗或虽经治疗而达不到治疗目的的患者，日久尿酸盐在关节内沉积增多，引起炎症反复发作进入慢性阶段而不能完全消失，故称为慢性关节炎期，可引起关节骨质侵蚀缺损及周围组织纤维化，使关节发生僵硬、畸形、活动受限。④肾脏病变。临床常见的痛风病肾脏损害，主要表现为痛风性肾病、急性尿酸性肾病、尿酸性尿路结石。

1997年美国风湿病协会提出痛风的标准为以下几条：①多为中年肥胖男性，少数见于绝经后女性，男女之比为20∶1。②主要侵犯周围单一关节，常反复发作，首次发作多为第一跖趾关节，此后可累及跗、踝、指、腕关节，呈游走性。③起病突然，关节红肿热痛，活动受限，一天内达高峰，日轻夜重。④反复发作，关节肥厚、畸形、僵硬。⑤在耳郭关节附近骨骼中、腱鞘软骨内、皮下组织等可存在痛风结节。⑥高尿酸血症，血尿酸＞420毫摩尔/升。⑦发作可自行终止。⑧对秋水仙碱治疗反应较好。⑨X线摄片检查早期可见关节不对称肿胀，中晚期可见附近骨质中有整齐的穿凿样圆形缺损。

【中医认识】

中医对痛风的认识始于东汉末年，元代朱丹溪最先提出"痛风"的病名，以后历代对本病皆有研究，诸家大多认为本病似属中医学"痛风""热痹""历节""白虎历节"等疾病范畴。其中发作突然、痛位不定者，为"痛风"；局部赤肿灼痛者，为"热痹"；病在骨节、痛剧而部位移走者，为"历节"或"白虎历节"。

对于本病的病因，中医认为主要在于先天禀赋不足，脾肾失权，外邪痹阻于肢体、经络，以致气滞血瘀，其与饮食、外感、劳倦、年高等因素均有关系。

(1)饮食不节，湿浊内生。平素过食醇酒厚味、膏粱辛辣之物，碍胃滞脾，食物不归正化，酿生湿浊。湿浊随气血行于周身，浸淫百脉，每每乘袭致病。

(2)素禀失调，脏腑不和。机体之污浊，过量可成浊毒，对机体产生急剧、严重的损害。正常之时，通过脏腑的协调与疏解作用，代谢产物不致蓄积为害，机体处于相对无毒的平衡状态。若因素体禀赋不足，阴阳失衡，致使脏腑功能失常，湿浊之邪不能及时排泄，则蕴结为害。

(3)外邪侵袭：外邪留滞肌肉、关节致气血不畅，经络不通，不通则痛，久则可致气血亏损，血热致瘀，络道阻塞，引起关节肿大、畸形及僵硬。

(4)高年体衰，脾肾不足。本病多见于中年以后，故与脏气衰退不无关系，其中尤以脾、肾为主。肾精亏耗，肾虚难以气化泄浊；脾气不足，脾虚生湿，湿蕴生热，每致湿浊热毒趋下为患。

中医认为痛风的病机变化中“湿浊”是罪魁祸首，可酿成邪毒，导致瘀阻。

(1)湿浊留恋是致病之本。其发生与上述饮食不节、素禀失调、高年体衰等有关。

(2)湿浊留恋，酿成邪毒。湿浊之邪难以排泄，久滞脉中，其致病之性愈益强甚，酿成湿毒、浊毒，并直接为害。故本病后期临床表现每多具有毒邪致病的特点，如凶险、乖戾与繁杂等。

(3)湿浊之毒，留著骨节。湿浊邪毒，滞于脉中，随气血鼓动，散于周身。若遇骨节筋络盘结不畅处，则易留著为患。湿浊邪毒趋下，而夜间血行迟涩，故病多发于下肢骨节，且多发作于夜间。湿浊之毒稽留不行，蕴结化热，蒸灼气血，阻滞经络，酿成瘀热浊毒，故关节红肿热痛而不可忍。临床多表现为下肢骨节不对称红肿热痛，半数以第一跖趾关节为首发，其他依次为足背、踝、足跟、膝、腕、掌指骨节，局部疼痛剧烈，难以忍受，活动受限。多行劳作、局部骨节损伤、饮酒嗜咸、穿着紧鞋、感受寒湿等，均可成为本病急性发作诱因。

(4)浊毒蕴结，凝成痰核，酿出砂石。湿浊邪毒随气血鼓动而播散全身，湿热浊毒蒸酿气血津液，生成痰瘀，日久瘀结成痰核，甚或结出砂石。故痰核结石在全身多处可见，常发生于骨节软骨、滑囊、耳轮、腱鞘、骨节周边、肤下与肾间等处，引起相应症状。临床以骨节局部痰核痛风石为多见，阻碍气血，则引起关节持续疼痛，甚或畸形。清代林佩琴曾在《类证治裁》中描述为：“其手弯曲，身多块瘰，其肿如脱，渐致摧落，其痛如掣，不可曲伸。”

(5)浊毒久滞下焦，损伤肾体。湿热浊毒本应经肾之蒸化，由膀胱排出，若毒猖正损，浊毒久滞，留恋于肾，并煎熬肾中津液，日久结出砂石，堵塞气机，成为有形之害。故痛风反复发作，可致肾体严重损害，甚或出现癃闭与关格恶候。

总之痛风病因病机属本虚标实，其病位在肌表经络，继而深及筋骨，日久伤及肝肾。

痛风临床常分为急性、慢性两期，中医根据各自临床表现、症状特点又可作以下分型。

（一）急性期

1. 风湿热痹

主症：关节红、肿、热、痛，发病急骤，多于夜间发作，遇冷则舒，痛不可触；或有发热，大便秘结，小便黄赤，舌红，苔黄腻，脉弦数或滑数。

2. 风寒湿痹

主症：关节肿痛，屈伸不利，可见皮下结节或痛风石。恶风发热或关节呈游走性疼痛；或关节冷痛剧烈，痛有定处；或肢体关节重着疼痛，肌肤麻木不仁。舌苔薄或白腻，脉弦紧或濡缓。

（二）慢性期

1. 肝肾阴虚，湿热留恋

主症：关节疼痛日久，时轻时重，屈伸不利甚至关节变形，腰膝酸痛，两目干涩，手足心热，时口苦，口干喜饮，大便干结，尿赤或者砂石尿，舌红，苔薄黄，脉弦细。

2. 脾肾阳虚，寒湿入络

主症：关节疼痛反复发作，腰膝酸软，肢节冷痛，夜尿多且清长，气短乏力，四肢不温，纳少腹胀，大便稀溏，舌体胖大，质淡边有齿痕，脉象沉细。

3. 气阴两虚，痰浊壅结

主症：关节疼痛，日久不愈，肿大变形，神疲乏力，自汗气短，咽干口燥，时有口中黏腻，口渴喜饮，或者饮水不多，舌质淡红，苔薄腻，边脉有齿痕，脉沉细滑。

4. 阴阳俱虚，瘀血阻滞

主症：关节疼痛反复，呈刺痛、固定不移，伴见皮下结节或痛风石，面色少华，全身怕冷，四肢厥逆，时见麻木，腰膝酸痛，关节不利，口干，唇暗，或有水肿，便干，或稀，舌质暗淡，舌体胖，苔薄白有瘀斑、瘀点，脉沉弱或细弱。

【中医保健措施】

一、未病先防

痛风的发生与饮食和体质有关，因此，平时生活中注意防病保健，调控饮食，警惕易诱发本病的因素十分重要。

（一）防病于口，调控饮食

1. 保持标准体重，限制饮食

摄入的热量大于消耗，能量增加，嘌呤合成亢进，使尿酸生成增加；此外，肥胖者多伴有胰岛素抵抗，可发生高胰岛素血症，而这可导致肾小管对 Na^{+} 的重吸收增多，使与之共同转运的尿酸重吸收也相应增多，从而出现高尿酸血症。因此，限制饮食，降低体重至标准范围，防止肥胖可控制高尿酸血症。痛风患者要保持或达到标准体重，最好能使自己的体重低于标准体重 10%～15%。要控制每日进食的总热量，饮食总量要比正常人饮食总量低 10%左右，不可过多吃零食，也不可每餐吃得过多、过饱。所以提倡循序渐进地减轻体重。

2. 限制嘌呤摄入

嘌呤被认为是痛风致病的元凶。尿酸是嘌呤的代谢产物，尿酸过高则易引发痛风，因此痛风也被认为是嘌呤代谢失调的疾病。嘌呤是细胞核中的一种成分，只要含有细胞的食物就含有嘌呤，动物性食品中嘌呤含量较多。正常人嘌呤摄入量一般在 600～1000 毫克/日，限制高嘌呤饮食能使血尿酸下降 1～2 毫克/分升，因此应控制高嘌呤饮食，例如动物内脏（脑、肝、肾、心）、浓肉汤、鸡汤、鱼汤、沙丁鱼、鲳鱼、黄鳝、鲇鱼、鱼卵、粗面麦、糙米、全麦片、豆类和发酵食物。蔬菜中菠菜、茼蒿、香菇等含少量嘌呤，也应适当减少摄入。

3. 限制饮酒

越来越多的研究证明，乙醇甚至比饮食对痛风的影响更大，成为现代环境因素中与本病发生有关的极为重要的危险因素。经研究，在乙醇代谢过程中，嘌呤核苷酸降解，大量 **ATP** 迅速被消耗，同时在乳酸作用下，尿酸盐经肾脏排泄受抑制，从而使血尿酸水平升高。因此，限制饮酒对于防止痛风的发病十分必要。酒类，尤其是啤酒，含有大量嘌呤，应该严格限制。另外，浓茶、咖啡等刺激性饮料、强烈刺激的调味品、香料及烟也应适量控制。

4. 多饮水

痛风患者每日应该喝水 2 000～3 000 毫升，使 24 小时尿量保持在 2 000 毫升左右，有利于尿酸的排泄。

5. 合理摄取蛋白质

虽然牛奶、羊奶、酸奶、蛋类等含嘌呤较少，但也需要根据实际情况适量摄入，可根据体重，按照比例来摄取蛋白质，一般每日每千克体重摄取 0.8～1 克蛋白质便足够，对于鱼类和豆类食物应适当限制摄入量。

6. 增加碳水化合物和碱性食物的摄入量

碳水化合物可促进尿酸排出，米、面、谷类的主要成分均是碳水化合物。碱性食物如蔬菜、水果、苏打饼干等，可碱化尿液，使结晶的尿酸溶解而容易从尿中排出，并且果蔬中富含维生素 C 等，也有利于预防痛风的发生。

7. 少食煎炸、熏烤等高脂肪食物

因脂肪可减少尿酸排出，故减少脂肪及高热量食物的摄取可以预防痛风的发生。此外，减少脂肪摄入亦可降低肥胖的发生率。所以平时烹饪可以植物油代替，少吃动物脂肪。

（二）日常调护及心理调节

（1）注意保暖和避寒。

（2）保持鞋袜宽松舒适，以避免足部血液循环不畅通。

（3）劳逸结合，避免过劳致体虚。

（4）休养生息，调节情志，避免精神持续的刺激、紧张。

（5）弄清家族史，定期检查血尿酸，及早发现无症状的高尿酸血症，如血尿酸已高于 420 微摩尔/升，应及时使用促尿酸排泄或抑制尿酸生成的药物，使血尿酸恢复正常水平，从而防止本病的发生。

二、既病防变

痛风在临床上常为外感、内伤相互为患，以致体内脏腑功能紊乱，多为肺、脾、肾三脏受累。在急性期，多由外邪侵袭，邪实化热，以热痹为多见，此时发病快，来势急；转入慢性期，由于病变过程中正虚为主，兼以邪实为多（湿热、痰浊、瘀血），故治疗上宜扶正、祛邪兼顾。痛风的治疗以发作期治标，缓解期治本为原则。

（一）急性期

1. 风湿热痹

治法：清热化湿，宣痹通络。

主方：白虎汤加减（生石膏、知母、桂枝、粳米、甘草等）。如口渴喜饮、身热心烦者可加水牛角、金银花、连翘等清热通络；若局部肿胀不退者可加赤小豆、薏苡仁、苍术、车前子、乳香、没药；湿盛者加佩兰叶、车前草；关节痛甚者加羌活、独活、地龙、全蝎。

3. 风寒湿痹

治法：祛风散寒，除湿通络。

主方：薏苡仁汤加减（羌活、独活、防风、苍术、当归、川芎、桂枝、薏苡仁、制川乌、生姜、甘草等）。风偏胜者加白芷、海风藤、秦艽；寒偏胜者加附子、干姜、细辛；湿偏胜者加防己、木瓜等；皮下结节或痛风石者，可加浙贝母、穿山甲、地龙等。

（二）慢性期

1. 肝肾阴虚，湿热留恋

治法：滋养肝肾，佐以清热化湿。

主方：归芍地黄丸加减（全当归、生地、赤芍、白芍、茯苓、怀山药、地骨皮、炒山栀、肥知母、制大黄、虎杖根等）。关节红肿热痛加萆薢、姜黄、蚕沙、薏苡仁、赤小豆；肢节酸痛以上肢为主者加羌活、白芷、威灵仙，以踝、膝关节为主者，加独活、牛膝以引药下行。

2、脾肾阳虚，寒湿入络

治法：健脾温肾，散寒化湿。

主方：保元汤加减（炒党参、炙黄芪、云茯苓、肉桂、晚蚕沙、金毛狗脊、杜仲、金樱子、覆盆子、淫羊藿、丹参、怀山药、车前草等）。肢节痛甚者加制川草乌、乌梢蛇、地龙、红花；腰膝酸软者加龟板胶、鹿角胶、仙茅。

3. 气阴两虚，痰浊壅结

治法：益气养阴，化痰利湿。

主方：参麦地黄汤合指迷茯苓丸加减（太子参、炙黄芪、麦冬、女贞子、旱莲草、制半夏、茯苓、枳壳、陈皮、川贝、晚蚕沙、牛膝、竹茹等）。肢节疼痛甚者加干地龙、乌梢蛇。

4. 阴阳俱虚，瘀血阻滞

治法：阴阳双补，活血化瘀。

主方：桂附地黄汤合桃红饮加减（熟附片、肉桂、肉苁蓉、淫羊藿、鹿角胶、龟板胶、熟地、山萸肉、巴戟肉、云茯苓、桃仁、川红花、紫丹参、泽兰、净地龙、全蝎、广陈皮、丝瓜络等）。肢节痛甚者加制川乌、乌梢蛇。

【病后保健】

一、生活调理

（1）要彻底戒酒，不仅要戒白酒、葡萄酒，还要避免饮用啤酒。

（2）要限制高嘌呤及中等量嘌呤食物的摄入，如果食用，最好水煮后去汤食用。

（3）要做到低蛋白质、低脂肪和低盐。饮食原则要求患者必须以清淡饮食为主。蛋白质可控制在每日40～60克，以植物蛋白质如豆类为主。动物蛋白质可选用牛奶、鸡蛋。脂肪可减少尿酸的排泄，每日应控制在50克左右。食盐有促使尿酸沉淀的作用，每日食盐量宜在6克左右。

（4）饮食要有规律，一日三餐定时定量。避免暴饮暴食，还要防止饥饿。

(5)注意饮食控制和运动锻炼，以使肥胖患者减轻体重。肥胖是痛风的好发因素，因而不少痛风患者本身呈肥胖之势，应当注意减肥，以减缓痛风进展。

(6)做到劳逸结合，避免过度疲劳，注意休息和睡眠，可以减少痛风发作。在寒冷季节注意保暖，防止受寒及减少感冒次数，亦有利于预防痛风发作。另外，患者不要过分紧张，保持乐观情绪，对痛风防治亦是十分重要的。

二、饮食调理

(一)痛风患者的饮食禁忌

急性期应严格禁食嘌呤高的食物。缓解期及慢性期也需禁用含嘌呤高的食物，限量地选用含嘌呤较少的食物，对于含嘌呤极少的食物可适当地放宽限制。无症状痛风者禁用含嘌呤高的食物，少吃含嘌呤较多的食物，以嘌呤含量极少或不含的食物为主。

含嘌呤高的食物有动物肝脏、肾脏、脑、胰脏、凤尾鱼、沙丁鱼、鱼子、虾类、蟹黄、酵母、鸡汤、肉汤、肉馅、火锅。

含嘌呤较多的食物有贝壳类水产品、鲤鱼、带鱼、鳕鱼、鳝鱼、大比目鱼、鲈鱼、梭鱼、鲭鱼、鳗鱼、牛肉、羊肉、猪肉、熏火腿、鸭、鹅、鹌鹑、鸽子、扁豆、黄豆、蚕豆等。

含嘌呤较少的食物有蘑菇等食用菌、龙须菜、菠菜、花菜、芦笋、豌豆、四季豆、青豆、菜豆、麦片、鸡肉、白鱼、花生、花生酱、豆类及豆制品。

含嘌呤极少或不含嘌呤的食物有精粮(精白米、精白面包、馒头、面条)、通心粉、苏打饼干、玉米、卷心菜、胡萝卜、芹菜、黄瓜、茄子、甘蓝、莴苣、南瓜、西葫芦、西红柿、萝卜、山芋、土豆、各种牛奶、酸奶等奶制品、蛋类、各种水果、干果、碳酸类饮料等。

而对于酒精类，特别是啤酒，以往的实验已发现剧烈活动后饮一瓶啤酒，可使血中尿酸浓度成倍增高。因此啤酒可视为痛风患者的危险品，应当禁止。

(二)适宜痛风患者的膳食

有一些食物不仅含嘌呤极少，而且其食疗作用有利于改善痛风的症状，缓解病情，因此可作为痛风患者的保健食品，经常食用。如黄瓜、冬瓜、赤小豆、樱桃、西红柿、芹菜、青菜、茄子、卷心菜、马铃薯、南瓜、梨子、苹果、葡萄、玉米、芦根等，均富含维生素C和维生素E，可碱化尿液，并具有一定的利尿功效。

（三）痛风患者适宜的烹调方式

合理的烹调方式可减少食物中的嘌呤含量。对于痛风患者还倡导低脂、低糖、低盐膳食。多采用拌、蒸、煮、烩烹饪方法，少采用煎、炒、油炸方法。假如合并有高血压病，更要限制食盐摄入，因为食盐能促使体内水钠潴留，妨碍尿酸排泄。辛辣刺激性食物也不宜多吃。辣椒、咖喱、胡椒、芥末、生姜等食品调料，均能兴奋自主神经，诱发痛风急性发作，也应尽量避免应用。

（四）中医食疗

中医药治疗痛风的方法较为丰富，除上述辨证施治外，还有一些有效的中医食疗方法和临床确有疗效的中成药。

常用的单方验方列举：

（1）络石藤、秦艽、伸筋草、路路通各12克，水煎服，每日1剂，适用于关节遇寒即痛者。

（2）车前子（布包）30克，加水500毫升，浸泡30分钟后煮沸，频服代茶饮。适用于各型痛风。

（3）豨莶草15克，臭梧桐15克，水煎服，适用于风寒湿痹者。

（4）钩藤根250克，加烧酒适量，浸泡1天后，分3次服完，具有理气活血止痛之功。适用于气滞血瘀型患者。

（5）土茯苓30克，大黄10克，水煎服，每日1剂。具有降低尿酸的作用。

（6）五藤五皮饮：青风藤、海风藤、钩藤、夜交藤、天仙藤、海桐皮、地骨皮、丹皮、白鲜皮、桑白皮各20克，水煎200毫升，每日1剂，2次分服，连服2周。适用于湿热壅盛型痛风者。

常用的中成药列举：

（1）雷公藤片：为中药雷公藤提取物。

功能：抗炎及免疫抑制作用。适用于各型痛风。

(2)新癀片：肿节风、三七、牛黄、珍珠粉等。

功能：消炎止痛，清热解毒，散瘀消肿。适用于风湿热型痛风。

(3)伸筋丹：马钱子、地龙、汉防己、乳香、没药、骨碎补、红花、五加皮。

功能：祛风除湿，舒筋活血，消肿止痛。适用于风湿型痛风。

(4)小活络丹：川乌、草乌、地龙、天南星、乳香、没药。

功能：温阳通络，活血止痛。适用于阳痹症。

(5)三妙丸：苍术、黄柏、牛膝。

功能：清热祛湿，除痹止痛。适用于风湿热痹。

常用的食疗食谱列举：

1. 车前冬瓜

【原料】车前子 20 克，冬瓜 100 克，菜油、盐、酱油、姜、葱、味精适量。

【制作】①将车前子浸泡 20 分钟后捞起，冬瓜洗净切成小块备用；②把铁锅烧红入菜油烧至八成熟时，倒下冬瓜块煎炒至五成熟，入车前子，并加适量水、盐和酱油煮熟，起锅时撒上姜葱末和味精即可。

【用法】食用，每周 2～3 次。

【功效】利尿排酸，通淋下气。适用于风湿热痹。

2. 薏苡仁新米粥

【原料】薏苡仁 50 克，新米 50 克。

【制作】加水煮成稀粥即可。

【用法】食用，每周 3～5 次。

【功效】清热利湿，通气通淋，健脾补肺。适用于脾虚湿盛型痛风。

3. 车前冰梨

【原料】车前子 5 克，大梨 1 个。

【制作】车前子洗净置碗内和洗净的大梨一起放入冰箱 1 天。

【用法】大梨去皮，和车前子同服，每天早晚各 1 次。

【功效】清淋解毒，滋阴降火，利尿通便。适用于肝肾阴虚，湿热留恋型痛风。

4. 黑豆木瓜茶

【原料】黑豆 5 克，木瓜 10 克，细盐适量。

【制作】沸水冲泡 10～30 分钟即成。

【用法】代茶饮。

【功效】解气活络，清热通淋。适用于气阴两虚，痰浊瘀结型痛风。

5. 冬瓜肉桂茶

【原料】生冬瓜 100 克，肉桂 10 克。

【制作】将冬瓜连皮切碎加肉桂一起用沸水冲泡 30 分钟即成。

【用法】代茶饮服。

【功效】通淋下气，祛风除湿。适用于阴阳俱虚型痛风。

6. 炒笋丝

【原料】竹笋 250 克，植物油 30 毫升，食盐适量。

【制作】竹笋切丝，用植物油炒熟入食盐调味即成。

【用法】食用，每周 2～3 次。

【功效】健脾益胃，利尿润肠。适用于各类痛风。

7. 红花饮

【原料】红花、苏木、当归、红糖、白酒适量。

【制作】以上各味适量，以红糖、白酒浸泡 1 个月。

【用法】饮用，每 2～3 天 1 次。

【功效】活血通络，化瘀止痛。痛风见关节肿胀、皮下结节者可用此饮。

8. 车前叶粥

【原料】鲜车前草 30～60 克，葱白 1 根。

【制作】先将车前叶、葱白切碎后，再将其加入粳米粥中。

【用法】煮熟食用。

【功效】清热利尿通淋。适用于湿热下注，尿路结石者。

9. 加味萝卜汤

【原料】萝卜 250 克,柏子仁 30 克。

【制作】萝卜洗净切丝,用植物油 50 毫升煸炒后加入柏子仁及清水 500 毫升,同煮至熟,酌加食盐即可。

【用法】食用,每周 3 次。

【功效】清热利尿。主要用于痛风急性期风湿热痹者。

10. 桃仁粥

【原料】桃仁 15 克,粳米 160 克。

【制作】将桃仁捣烂如泥,加水研汁,去渣,用粳米煮粥。

【用法】食用,1 个月为 1 个疗程。

【功效】活血祛瘀,通络止痛。适用于瘀血痰浊痹阻型痛风。

11. 防风薏米粥

【原料】防风 10 克,薏米 10 克。

【制作】以上两药以水煎煮。

【用法】每日 1 次,连服 1 周。

【功效】清热除痹。适用于湿热痹阻型痛风。

12. 白芥莲子山药糕

【原料】白芥子粉 5 克,莲子粉 100 克,新鲜山药 200 克,陈皮丝 5 克,红枣肉200 克。

【制作】将山药去皮切成薄片,再将枣肉捣碎,与莲子粉、白芥子粉、陈皮丝一起和匀,加适量水,调匀蒸糕。

【用法】可作早点食之。

【功效】益气化痰通痹。可用于痰浊痹阻、脾胃气虚型痛风。

13. 独活山药汤

【原料】独活 10 克,山药 100 克,甘草 10 克,细盐、味精、姜末适量。

【制作】加水煮成汤,起锅时加入盐和作料即成。

【用法】当膳用,每日早晚服,每次一小碗,每 2～3 周为 1 个疗程。

【功效】活血散瘀，祛风止痛，补脾和胃。适用于痛风肿痛者。

14. 当归炒苦瓜

【原料】当归 20 克，甘草 10 克，苦瓜 100 克，菜油、细盐、酱油、味精、姜、葱末适量。

【制作】将当归、甘草和苦瓜洗净切成薄片，用温水浸泡 20 分钟；将菜油入铁锅内烧至八成熟时倒入切好的当归、甘草和苦瓜，快速炒至五成熟时，加盐、酱油、生姜和葱末，起锅时加味精即成。

【用法】食用，每 2～3 天 1 次。

【功效】通气活络，消肿止痛。适用于痛风肿痛的患者。

15. 一子二活三生茶

【原料】车前子 10 克，独活 20 克，生地 30 克。

【制作】将以上 3 味药切成碎末，用沸水冲泡 30 分钟即成。

【用法】当茶饮服，一天 3～5 次，每次 200 毫升。

【功效】通气活血，通淋利尿，消肿止痛。适用于痛风病症。

16. 胡桃泥

【原料】胡桃仁 250 克，山药粉 100 克。

【制作】将胡桃仁浸在含盐 10 克的冷开水中，5 分钟后取出，放入微波炉转 3 分钟，再用粉碎机捣烂，与炒熟的山药粉混合拌匀。

【用法】每次 30 克，开水送服。经常食用。

【功效】强身健体，调节代谢。适用于各类痛风。

17. 寄生桑枝茶

【原料】桑寄生 5 克，冬桑枝 3 克。

【制作】将桑寄生、冬桑枝洗净后切成碎片，加沸水冲泡后加盖闷 10 分钟即成。

【用法】代茶频饮，一般可连续；冲泡多次，每日 1 剂。

【功效】祛风除湿，通络补益。可用于老年体虚、正气不足而见病痛迁延的痛风患者。

18. 马齿苋薏苡仁粥

【原料】马齿苋、薏苡仁各30克，大米100克，白糖适量。

【制作】马齿苋、薏苡仁与米同煮粥，熟后加入适量白糖调匀，即可食用。

【用法】分2次，一日服完。经常服用。

【功效】清热，利湿，消肿。可用于关节红肿热痛明显的急性期痛风的辅助治疗。

19. 灵仙木瓜饮

【原料】威灵仙15克，木瓜12克，白糖适量。

【制作】将威灵仙、木瓜放入砂锅中加水煎汤约300毫升并加白糖适量。

【用法】每日分2次服完。

【功效】通利关节，祛风止痛。适用于四肢多关节肿胀疼痛、屈伸不利的痛风患者。

20. 牛膝菊花茶

【原料】川牛膝、杭白菊各5克。

【制作】将川牛膝洗净后切片，与杭白菊一同入杯，加沸水冲泡后加盖闷5～10分钟即可。

【用法】每日1剂，可连续冲泡，代茶频饮。

【功效】活血化瘀，除痹降脂。可用于关节疼痛、痛有定处并伴有血脂偏高的痛风患者。

21. 冬瓜笋干汤

【原料】冬瓜500克，笋干30克，姜、盐、味精、食用油各适量。

【制作】把冬瓜去皮后清洗干净并切片，笋干水发切丝。往炒锅中加入适量食用油，用武火稍微加热后即可倒入冬瓜与笋干，拌炒2～3分钟再加入凉水500毫升，用武火烧开后再用文火继续烧10分钟左右，加入适量姜、盐、味精调和即可。

【用法】每周2～3次，经常服用。

【功效】利湿消肿，促排尿酸。对延长痛风发作周期有良好作用。

22. 海桐五加酒

【原料】海桐皮、五加皮各 200 克，威灵仙、乌梢蛇各 100 克，法半夏、制南星、知母、黄柏、川牛膝、怀牛膝、红花、枸杞、延胡索、佛手片各 50 克，白酒 5 千克。

【制作】将上述药物纳入纱布袋内，扎紧袋口，放入酒坛内，倒入白酒密封浸泡 1 个月以上，每天振摇 1 次，即成。

【用法】每日 2 次，每次饮酒 10～20 毫升。

【功效】祛风通络，化痰消痹。对改善痛风患者的关节红肿热痛症状有良好作用。

三、情绪调理

痛风为终身性疾病，容易反复发作，且随着症状持续延长，发病次数的增加，可使受累关节增多，患者往往易出现悲观、失望、忧虑等心理变化，所以医师及患者家属需要帮助患者正确认识本病，了解与本病相关的知识，重视疾病的发生发展，使患者保存持之以恒的战胜疾病的信心和勇气。平时生活中可多鼓励患者参与健康的娱乐活动，充实生活，避免紧张、过度疲劳、焦虑、强烈的精神刺激，监督其睡眠充足，生活规律，及时帮助患者排解心理压力。

四、保健疗法

（一）运动疗法

适当的体育锻炼可预防痛风发作，减少内脏脂肪，减轻胰岛素抵抗性，但是痛风患者的体育运动应当循序渐进。首先从轻度活动量开始，逐渐增加活动量。体育锻炼的活动量要适当，一般 50 岁左右的患者以运动后心率达到每分钟 110～120 次、少量出汗为宜。每日可保持早晚各 30 分钟，每周 3～5 次为宜。运动以散步、打网球、慢跑等耗氧量大的有氧健身运动为宜。太过剧烈的运动使有氧运动转变为无氧运动，可诱发急性痛风发作，所以应当避免。一般运动保健需要持之以恒，运动过程中要休息，注意多饮水。但是当痛风发作时应停止体育锻炼。即使是比较轻微的关节炎发作，也宜暂时中止锻炼，直到完全恢复后再考虑重新开始锻炼。

痛风患者日常可进行适量的慢速短程小跑锻炼，这是一种走和跑的结合，比快走稍快一点儿的运动。具体来说，一次走跑运动，包括 5 分钟慢走热身与 2 分钟伸拉，15～30 分钟走跑交替进行，最后是 10 分钟的放松与再次伸拉。

此外，痛风患者还可根据自己的身体状况和兴趣爱好选择合适的运动项目，确定运动强度、时间。游泳也是一种有益的保健运动，痛风患者大多有关节破坏，而游泳不需要关节受力，游泳是全身肌肉的协调运动，这有助于改善胰岛素抵抗，从而缓解痛风。

其次，骑自行车运动关节受力也比较小，同样也是以肌肉受力为主的体育锻炼。还有其他运动诸如太极拳、气功、广播操、快步走、乒乓球等项目，较适合痛风患者。但是竞技性强、运动剧烈、消耗体力过多的项目，诸如快跑、足球、篮球、滑冰、登山、长跑等，则不适宜痛风患者锻炼。

至于运动锻炼的时间，也有讲究。最好选择在午睡后至晚饭前这段时间。

对于已发生痛风关节受累或者变形的患者，平时生活可掌握保护关节的一些技巧。这类患者在日常生活中应避免肌腱、关节的损伤，切忌用力过度、过累，注意使用大块肌肉，如用肩袋而不用手提袋，用手臂推开门而不要用手指。要交替做轻工作及重工作，不要同时把所有重度工作做完，要经常休息。注意减少导致畸形的关节受压迫，如使用粗大的笔而不要用细笔，使用轻的设备及用具，保持舒适的姿势，经常改变姿势。保存能量，排除不需要的工作。若关节有温热和胀痛，尽可能少使用此关节。

（二）中医药浴保健

1. 祛风活血方

药物组成：羌活 9 克，独活 9 克，桂枝 9 克，当归 12 克，荆芥 9 克，防风 9 克，秦艽9 克，路路通 9 克，川红花 9 克。

功效：祛风活血，通络止痛。适用于痛风日久致瘀者。

用法：煎水熏洗泡足，每日 2～3 次。

2. 五枝汤

药物组成：桑枝、槐枝、椿枝、桃枝、柳枝各 30 克。上药细研后，更以麻叶 1 把，水适量共煎，去渣取汁。

功效：舒筋活络止痛。适用于痛风全身酸痛，关节肿痛者。

用法：淋洗，洗毕宜就寝，不可见风。

3. 热痹沐浴方

药物组成：桑枝 500 克，络石藤 200 克，忍冬藤 60 克，鸡血藤 60 克，海桐皮 60 克，豨莶草 100 克，海风藤 100 克。

功效：清热活血，通络止痛，祛风宣痹。适用于痛风风湿热痹者。

用法：煎水沐浴。

4. 羌独沐浴液

药物组成：羌活 100 克，独活 100 克，防风 100 克，狗脊 100 克，川断 100 克，苏木 100 克，川芎 60 克，当归 20 克，牛膝 60 克，红花 30 克，乌蛇 60 克，鸡血藤 150 克，制乳香、没药各 20 克，血竭 60 克，儿茶 60 克。

功效：祛风除湿，活血通络。适用于痛风伴风寒湿痹者。

用法：水煎后倒入洗涤水中浴身。

（三）推拿疗法

需根据临床病变部位选取相应的主穴，可视情况采用□、平、推、拿、按、揉、捻、搓、摇等手法，由轻到重，循序渐进。每日 2 次，每次 20 分钟。

（1）适用于痛风各症的腧穴：大椎、风池、肾俞、手三里、肩贞、合谷点按。

（2）适用于痛风下肢关节疼痛者：按揉地五会等穴及足部各小关节至踝关节，重按足底侧、背侧趾骨间隙，捻拔各趾及踝关节。

（3）适用于痛风上肢关节疼痛者：点揉合谷、阳溪、阳池、手腰痛点、外劳宫及小关节至腕关节。

（4）点压耳穴：点压或揉搓神门、内分泌、肝、肾、交感、相应肢体关节穴。每次 20～30 分钟。隔日 1 次。

（5）四肢小关节的按摩：可采用推、按、揉、捻、搓等手法进行按摩。对于足部关节、踝关节可按揉，足底侧、背侧趾骨间隙重推、按。手部关节及腕关节可摇、捻、搓。

按摩结束后30分钟内患者应饮一杯温开水，这样有利于气血的运行，增强按摩的效果。

（四）针灸疗法

急性期宜针不宜灸，慢性期以痰瘀为主者可针灸合用，后期久痹正虚者则以灸为主。

1. 温针疗法

取穴：在第一跖趾关节处取行间、大都、太白、公孙；第二跖趾关节处取内庭及触痛最强的阿是穴。

方法：患者取坐位，常规消毒后用1.5寸针灸针扬刺法针刺。得气后留针，然后在针柄上插入艾卷，点燃，灸2～3次后出针。出针时在针孔处流出暗红色血液，如超过3毫升，则需止血，每天治疗1次。

2. 点刺放血

取穴：阿是穴（病灶局部）、足三里、三阴交、阴陵泉、曲池、合谷。

方法：患者取仰卧位或端坐位，局部皮肤常规消毒。①在病灶局部取阿是穴，用0.45毫米×40毫米毫针，快速进针，深达病灶中心，如在关节处则以针刺破关节囊为度，以3～4针为宜，不留针，然后在针刺部位上拔玻璃罐，每次拔出血1～5毫升，即去罐，有的部位如跖趾关节不易用拔罐，则用带无菌手套的手在病灶周围挤压出血，常能看到血或渗出液里有细小的白色晶体。每日1次，3次为1个疗程。②用0.3毫米×40毫米毫针，用平补平泻法针刺三阴交、足三里、阴陵泉、曲池、合谷，留针30分钟，每日1次，7次为1个疗程。针刺放血阿是穴，具有清热去积、化瘀止痛之功效；针刺三阴交、足三里、阴陵泉、曲池、合谷，可以健脾祛湿，清热散结。

3. 针刺放液

方法：痛风急性发作期，将病灶消毒，用灭菌针具（如三棱针）针刺病灶，根据病灶范围，决定针刺点数及深浅，刺后可见有带血的淡黄色或白色糊状物或针形结晶排出。不畅者,可适当扩大针刺创口,以利排泄,待结晶物排尽。不过创口也不宜太大,以防久不愈合形成窦道,1日1次,局部肿胀消退即可。慢性期,可适当施以以上疗法。

4. 火针疗法

取穴:行间、太冲、内庭、陷谷。

方法:取患侧穴位。足部腧穴用粗火针,踝关节以上腧穴用细火针。患者取直立位或坐位,双足垂地,常规消毒后,将火针在酒精灯上烧至由通红转白亮时对准穴位速刺疾出。深度为0.2～1寸。每穴1～3针,足部腧穴以出血为度。每次治疗出血量应在10毫升以内,每周治疗1次。每次治疗后的4小时内需保持针扎部位清洁干燥。此种疗法可温经通络,活血祛瘀,止痛消肿。

此外,对于局部镇痛,针刺方法多为肩痛取肩畡、肩贞及压痛点等穴,腕痛取阳池、外关、合谷等穴;肘痛取合谷、手三里、曲池等穴;膝痛取膝眼、阳陵泉等穴;踝痛取中封、昆仑、解溪、丘墟等穴。

(五)穴位注射

取穴:选取阿是穴、昆仑、冲阳、内庭、足三里、三阴交、大都、商丘、解溪等病变部位附近的有关穴位2～3个。

操作方法:患者取仰卧位,穴位局部皮肤常规消毒,用5毫升一次性注射器抽取2%利多卡因1毫升、地塞米松5毫克、维生素B_{12} 0.5毫克,共同组成3毫升的混合液,先针刺,待有酸、麻、胀感后,回抽无回血后,缓慢推注药液,每穴1～1.5毫升,然后用干棉球均匀轻按1分钟,并贴上创可贴。每日1次,3次为1个疗程,观察1个疗程。本法具有明显的扩张局部血管、改善神经局部营养环境、降低炎性介质和致痛物质水平的作用。

(六)外治法

痛风急性期可用芙蓉膏或中药如黄柏、白芷、苍术、青黛、冰片共研末,加入油或蜂蜜调糊外敷。

五、家庭治疗原则及自我管理

(1)避免受冷、过度疲劳、感染、外科手术、进餐过饱、饮酒等诱发因素。

(2)如前所述,需要控制含嘌呤的食品和脂肪摄入,并且禁酒,尤其是啤酒,应多饮水,以利尿酸的排泄。

(3)妥善处理诱发因素,禁用或少用影响尿酸排泄的药物,如青霉素、四环素、大剂量噻嗪类及氨苯蝶啶等利尿药、维生素 B_1 和维生素 B_2、胰岛素和小剂量阿司匹林等。

(4)积极治疗与痛风相关的疾病,如高血压、高脂血症、糖尿病和冠心病等,并且防止体重超重。肥胖者要积极减肥,减少热量摄入,以降低体重,糖量占总热量的60%以下,蛋白质每千克标准体重1克左右。

(5)定期复查血尿酸等指标,时时掌握自身的健康动态,以便更好、更灵活地调整生活保健方式。

(陆瑞敏　鲍陶陶)

第八章　慢性疲劳综合征

慢性疲劳综合征(chronic fatigue syndrome,CFS)又称雅痞症(Yuppie disease)、慢性疲劳免疫功能紊乱综合征(chronic fatigue immune dysfunction syndrome,CFIDS)、慢性伯基特淋巴瘤病毒(Epstein Barr Virus,EBV)(EBV是疱疹病毒的一种)等。

世界卫生组织(WHO)的一项全球性调查表明,真正健康的人仅占5%,患有疾病的人占20%,而75%的人则处于亚健康状态。亚健康(sub-health)又称第三状态,也称灰色状态、病前状态、亚临床期、临床前期、潜伏期等,是介于健康与疾病之间的一种状态,无临床症状或症状轻微,但已有潜在的病理信息。在当代快节奏、高压力和多变化的生活环境中,临床上以精神紧张、慢性疲劳为主诉的患者日益增多。尤其经常与电脑打交道的人、中高层管理人员、高考前的中学生以及期末考试期间的大学生患CFS的概率明显上升,严重影响患者的工作、学习和健康。

由于人们在年龄、性别、免疫力、适应能力、社会文化层次等方面所存在的差异,CFS的表现也错综复杂。大量研究发现,CFS的发生与社会环境、经济文化、生活方式和遗传因素等密切相关。CFS对患者的工作和生活造成较严重的影响,日益受到医学界的高度重视。美国疾病预防与控制中心预测CFS将成为影响人类健康的主要疾病之一。其中女性比男性多出3倍。

本病病因复杂,往往由病毒感染、重要生活事件或心理、社会应激等引起。其症状变化较大,脑力工作者,常表现为呵欠频频、思维放慢、反应迟钝、效率低下;体力劳动者,常表现为肌肉疼痛、体力下降、动作缓慢;有精神压力者,常表现为精神困倦、四肢无力、情绪低落、兴趣下降；有心理创伤者，常表现为烦躁、焦虑不安、抑郁；另有些症状与感冒及其他病毒感染相似，因此容易误诊。经常、反复、持久、无端地出现疲劳，就应该警惕是否有慢性疲劳综合征。其主要特征是：

(1)诱因复杂，往往由病毒感染、重要生活事件或心理、社会应激等引起。

(2)新发生的、持续性或反复发作的虚弱性疲劳，持续时间≥6个月，卧床休息不能缓解，而各项体格检查及实验室检查没有明显的异常发现。症状以主诉为主，界定比较困难。

(3)病理机制不明，目前无根本性治疗方法。

关于CFS的诊断，美国和澳大利亚于1988年，英国于1991年，日本于1993年相继制订出了诊断标准，但都有一定的差别，直到1994年美国疾病预防与控制中心修改完善了CFS的诊断标准，该标准也被国际医学界公认为金标准，其内容包括以下三个方面：

(1)持续或反复出现的原因不明的严重疲劳，病史不少于6个月，且当前患者职业能力、接受教育能力、个人生活及社会活动能力较患病前明显下降，充分休息后不能缓解。

(2)同时至少具备下列症状8条中的4条：①记忆力下降或注意力不集中；②咽痛；③颈部或腋窝淋巴结肿大触痛；④肌痛；⑤多发性非炎性关节痛；⑥新出现的头痛；⑦睡眠障碍；⑧劳累后持续至少24小时身体不适。

(3)需排除下述慢性疲劳：①原发病可以解释的慢性疲劳，如甲状腺功能减退症；失眠引起的疲劳；药物副作用所致的医源性疲劳；②临床诊断明确，但在现有的医学条件下治疗困难的一些疾病持续存在而引起的慢性疲劳，如乙型肝炎病毒感染者；③过去或现在主要诊断为精神抑郁性情绪失调或具有忧郁症特征的情绪失调，如各类精神分裂症、各类妄想症、各类痴呆、神经性厌食或神经性贪食；④病前两年至今有各种不良嗜好，如嗜烟、酗酒等；⑤严重肥胖者。

需要指出的是，CFS的诊断是一个排除诊断，不能以病史、体格检查或实验室检查作为特异性诊断依据，应在确信排除了其他疾病的基础上进行。

【中医认识】

中医学并无慢性疲劳综合征的病名，然而就病因与临床症状来看，可归属中医“郁证”“脏躁”与“虚劳”的范畴。历代医籍对虚劳的论述甚多。《素问·通评虚实论》中所说的“精气夺则虚”可视为虚证的提纲。而《素问·调经论》中所谓“阳虚则外寒，阴虚则内热”，则进一步说明虚证有阴虚、阳虚的区别，并指明阴虚、阳虚的主要特点。《难经·十四难》中论述了“五损”的症状及转归。

《金匮要略·血痹虚劳病脉证并治》中首先提出了虚劳的病名。《诸病源候论·虚劳病诸候》中比较详细地论述了虚劳的原因及各类症状，对五劳、六极、七伤的具体内容作了说明。金元以后，许多医家对虚劳的理论认识及临床治疗都有较大的发展。如李东垣重视脾胃，长于甘温补中。朱丹溪重视肝肾，善用滋阴降火。明代张景岳对阴阳互根的理论做了深刻的阐发，在治疗肾阴虚、肾阳虚的理论及方药方面有新的发展。李中梓在《医宗必读》中强调脾、肾在虚劳中的重要性。绮石的《理虚元鉴》为虚劳专书，对虚劳的病因、病机、治疗、预防及护理均有较好的论述。清代的《不居集》中对虚劳的资料做了比较系统的汇集整理，是研究虚劳的一部有价值的参考书。

《黄帝内经》中已认识到产生疲劳的原因是多方面的。《素问·宣明五气篇》中关于“五劳”的记载指出：“久视伤血，久卧伤气，久坐伤肉，久立伤骨，久行伤筋。”劳则气耗，劳则气伤，各种活动过度均可引起疲劳。《灵枢·大惑论》中云：“故神劳则魂魄散、志意乱。”指出思虑过度可导致疲劳。《素问·举痛论》中曰：“有所劳倦，形气衰少”；《素问·四时刺逆从论》中曰：“夏刺经脉。血气乃竭。令人解㑊。”指出气血不足是产生疲劳的基础。

肝主筋，《素问·五藏生成论》中云：“诸筋者皆属于节。”《说文解字》中对筋的解释为：“筋，肉之力也。”均指出筋是连接关节和肢体运动的重要组织。《素问·上古天真论》中云：“七八，肝气虚，筋不能动。”《素问·五藏生成论》中曰：“肝受血而能视，足受血而能步，掌受血而能摄。”肝木受邪后“肃杀而盛，则体重烦冤”。都指出肝藏血、主疏泄的正常功能是人体活动能力的重要保证。脾主肌肉、四肢,“脾病者身重”、“脾气虚则四肢不用”,可见,脾之气血与疲劳的产生密不可分。《黄帝内经》中论述“肾足少阴之脉”、“是主肾所生病”,“各脉者肾也……太过则令人懈惰”。《灵枢·海论》中云:“肾虚,髓海不足,则脑转耳鸣,胫酸眩冒,目无所见,懈怠安卧。”提示肾阴、肾阳之盛衰也是引起疲劳的关键因素。

综上所述,基于气血理论,疲劳的产生主要因于气血虚衰;基于脏腑学说,疲劳的产生主要归为肝脾肾三脏功能失调,正如《素问·示从容论》中所云:“肝虚、肾虚、脾虚,皆令人体重烦冤。”

虚损之定义,《中医大辞典》中载:“因七情、劳倦、饮食、酒色所伤,或因病后失于调理,以致阴阳、气血、脏腑亏损而成。”

虚劳涉及的内容很广,可以说是中医内科学中范围最广的一个病证。凡禀赋不足,后天失养,病久体虚,积劳内伤,久虚不复等所致的多种以脏腑气血阴阳亏损为主要表现的病证,均属于本病证的范围。每一种症状都有不同的病因、病机,而不同的症状可以由相同的病因和病机引起,这是祖国医学与现代医学的不同点。

多种原因均可导致虚劳。《理虚元鉴·虚证有六因》中所说的“有先天之因,有后天之因,有痘疹及病后之因,有外感之因,有境遇之因,有医药之因”,对引起虚劳的原因做了比较全面的归纳。多种病因作用于人体,引起脏腑气血阴阳的亏虚,日久不复而成为虚劳。结合临床所见,引起虚劳的病因病机主要有以下五个方面。

1. 禀赋薄弱,因虚致病

多种虚劳证候的形成,都与禀赋薄弱、体质不强密切相关。或父母体弱多病,年老体衰;或胎中失养,孕育不足;或生后喂养失当,水谷精气不充,均可导致禀赋薄弱。先天不足、禀赋薄弱之体,易于患病,并在病后易形成久病不复的状态,使脏腑气血阴阳亏虚日甚,而成为虚劳。

2. 烦劳过度，损伤五脏

适当的劳作，包括脑力及体力劳动，为人的正常生活以及保持健康所必需。但烦劳过度则有损健康，因劳致虚，日久而成虚劳。在烦劳过度中，以劳神过度及恣情纵欲较为多见。忧郁思虑，积思不解，所欲未遂等劳神过度，易使心失所养，脾失健运，心脾损伤，气血亏虚，久则形成虚劳。而早婚多育，房事不节，频犯手淫等，易使肾精亏虚，肾气不足，久则形成虚劳。

3. 饮食不节，损伤脾胃

暴饮暴食，饥饱不调，嗜食偏食，营养不良，饮酒过度等原因，均会导致脾胃损伤，不能化生水谷精微，以致气血来源不充，脏腑经络失于濡养，日久形成虚劳。

4. 大病久病，失于调理

大病之后，邪气过盛，脏气损伤，正气短时难以恢复，日久而成虚劳。久病而成虚劳者，随疾病性质的不同，损耗人体的气血阴阳各有侧重。如热病日久，则耗伤阴血；寒病日久，则伤气损阳；瘀血日久，则新血不生；或病后失于调理，正气难复，均可演变为虚劳。

5. 误治失治，损耗精气

由于辨证诊断有误，或选用药物不当，以致精气损伤。若多次失误，既延误疾病的治疗，又使阴精或阳气受损难复，从而导致虚劳。在现今的临床实践中，也有过用某些化学药物或接触有害物质（如放射线）过多，使阴精及气血受损而形成虚劳者。

以上各种病因，或是因虚致病，因病成劳，或因病致虚，久虚不复成劳，而其病性，主要为气、血、阴、阳的虚损。病损部位主要在五脏，尤以肝、脾、肾三脏更为重要。引起虚损的病因，往往首先导致某一脏气、血、阴、阳的亏损，而由于五脏相关，气血同源，阴阳互根，所以在虚劳的病变过程中常互相影响。一脏受病，累及他脏，气虚不能生血，血虚无以生气；气虚者，日久阳也渐衰；血虚者，日久阴也不足；阳损日久，累及于阴；阴虚日久，累及于阳。以致病势日渐发展，而病情趋于复杂。

那么中医怎样治疗慢性疲劳综合征呢？对慢性疲劳综合征的辨证应以气、血、阴、阳为纲，五脏虚候为目。正如《杂病源流犀烛·虚损痨瘵源流》中说："五脏虽分，而五脏所藏无非精气，其所以致损者有四：曰气虚、曰血虚、曰阳虚、曰阴虚"，"气血阴阳各有专主，认得真确，方可施治。"一般说来，病情单纯者，病变比较局限，容易辨清其气、血、阴、阳亏虚的属性和病及脏腑的所在。但由于气血同源、阴阳互根、五脏相关，所以各种原因所致的虚损往往互相影响，由一虚渐致两虚，由一脏而累及他脏，使病情趋于复杂和严重，辨证时应加注意。

对于慢性疲劳综合征（虚劳）的治疗，以补益为基本原则。正如《素问·三部九候论》中所说："虚则补之。"在进行补益的时候，一是必须根据病理属性的不同，分别采取益气、养血、滋阴、温阳的治疗方药；二是要密切结合五脏病位的不同而选方用药，以加强治疗的针对性。

在应用补益这个基本原则治疗虚劳的时候，应注意以下三点：①重视补益脾肾在治疗虚劳中的作用。脾胃为后天之本，为气血生化之源，脾胃健运，五脏六腑、四肢百骸方能得以滋养。肾为先天之本，寓元阴元阳，为生命的本元。重视补益脾肾，先后天之本不败，则能促进各脏虚损的恢复。②对于虚中夹实及兼感外邪者，当补中有泻，扶正祛邪。从辨证的关系看，祛邪亦可起到固护正气的作用，防止因邪恋而进一步损伤正气。③虚劳的病程较长，影响的因素较多，要将药物治疗与饮食调养及生活调摄密切结合起来，方能收到更好的治疗效果。

（一）从气血、阴阳辨证论治慢性疲劳综合征（虚劳）

1. 气虚虚劳

症状：面色萎黄，气短懒言，语声低微，体倦乏力，动则汗出，易感冒，腹胀，纳差，便溏。舌质淡胖，苔薄白，脉虚大无力。

治法：补气。

主方：补中益气汤加减（黄芪、党参、白术、当归、陈皮、升麻、柴胡、茯苓、炙甘草）。

中成药：补中益气丸每次9克，每日3次。

2. 血虚虚劳

症状：面色唇甲淡白，头晕眼花，心悸心慌，形体消瘦，肌肤粗糙，月经量少或闭经。舌质淡，脉细弱。

治法：养血。

主方：归脾汤加减（黄芪、党参、当归、白术、茯苓、龙眼肉、酸枣仁、熟地黄、白芍、川芎、大枣）。

中成药：当归补血丸，每次9克，每日3次。十全大补丸，每次9克，每日3次。

3. 阴虚虚劳

症状：两颧潮红，唇红口干，午后低热，手足烦热，失眠遗精，盗汗。舌质红苔少，脉细数。

治法：滋阴。

方药：左归丸加减（熟地黄、枸杞子、麦冬、山药、龟板胶、山茱萸、菟丝子、鹿角胶）。

中成药：六味地黄丸，每次9克，每日3次。河车大造丸，每日2次。

4. 阳虚虚劳

症状：面色苍白，畏寒肢冷，自汗，喜卧懒动，口淡吐清涎。舌质淡胖嫩，苔白润，脉沉细。

治法：温阳。

方药：右归丸加减（熟附子、肉桂、杜仲、山茱萸、菟丝子、熟地黄、山药、枸杞子、当归、巴戟天、黄芪、鹿角胶）。

中成药：济生肾气丸每次9克，每日3次。

将虚劳归纳为气、血、阴、阳亏虚四类，是为了便于辨证和治疗，但临床常有错杂互见的情况。一般来说，病程短者，多伤及气血，可见气虚、血虚及气血两虚之证；病程长者，多伤及阴阳，可见阴虚、阳虚及阴阳两虚之证。而气血与阴阳的亏虚既有联系，又有区别。津液精血都属于阴的范畴，但血虚与阴虚的区别在于：血虚主要表现血脉不充，失于濡养的症状，如面色不华，唇舌色淡，脉细弱等；阴虚则多表现阴虚生内热的症状，如五心烦热，颧红，口干咽燥，舌红少津，脉细数等。阳虚可以包括气虚在内，且阳虚往往是由气虚进一步发展而成。气虚表现为短气乏力，自汗，食少，便溏，舌淡，脉弱等症状；阳虚则这些症状进一步加重，且出现阳虚里寒的症状，如倦怠嗜卧，形寒肢冷，肠鸣泄泻，舌质淡胖，脉虚弱或沉迟等。

（二）从脏腑辨证论治慢性疲劳综合征（虚劳）

1. 脾虚湿盛型

症状：四肢困倦，身体困重，胸闷，纳呆、泛恶，多寐，腹胀，便溏。或小便短少，体质肥胖，全身水肿，按之没指，苔白腻，脉沉缓。

治法：健脾温阳，化湿祛浊，佐以利水。

方药：五皮饮合胃苓汤加减（桑白皮、陈皮、大腹皮、茯苓皮、生姜皮、白术、茯苓、苍术、厚朴、猪苓、泽泻、肉桂）。

2. 心脾两虚型

症状：倦怠乏力，眩晕，心悸，失眠，健忘，多梦，神志不宁，烦躁，腹胀、食欲不振，面色无华，舌质淡，苔薄白，脉细缓。

治法：益气补血，健脾养心。

方药：归脾汤加减（白术、茯神、黄芪、龙眼肉、酸枣仁、人参、木香、甘草、当归、远志、生姜、红枣）。

3. 肝郁气滞型

症状：神情抑郁，胸胁作胀，嗳气叹息，月经不调，舌苔薄白，脉弦。

治法：疏肝健脾、理气解郁。

方药：逍遥散加减（甘草、当归、茯苓、白芍、白术、陈皮、柴胡、麦芽、川芎）。

4. 肝肾亏虚型

症状：精神萎靡，头晕眼花，腰膝酸软，健忘失眠，潮热盗汗，或畏寒肢冷，面色苍白，阳痿遗精，小便频数，下利清谷或五更泄泻，舌质淡胖有齿痕，苔白，脉沉迟。

治法：偏肾阴虚者，滋补肾阴；偏肾阳虚者，温补肾阳，兼养精血。

方药：肾阴虚者，用左归丸加减（熟地、枸杞子、山药、龟板胶、牛膝、山茱萸、菟丝子、鹿角胶）。肾阳虚者，用右归丸加减（附子、肉桂、杜仲、山茱萸、菟丝子、鹿角胶、熟地、山药、枸杞子、当归）。

证型制订是相对的，以上证型也并不能概括慢性疲劳综合征（虚劳）的全部证候，且有的患者可以归纳为一个证型，有的患者可兼夹两个证型。证型是有阶段性的，这个阶段是一种证型，过了一段时间，由于体质演变、药物作用等，可以变成另一种证型。治疗时不可拘泥于一证一方，也不可机械地只用一个治疗原则。中医治疗时还须注意辨病与辨证的结合问题，辨证首先要正确，这是一个前提。

【中医保健措施】

一、未病先防

（一）心理平衡

本病的心理表现是紧张、易怒、情绪不稳。患者可通过改变自己的行为方式，培养对自然环境和社会的良好适应能力，避免情绪激动及过度紧张、焦虑，遇事要冷静、沉着；当有较大的精神压力时应设法释放，向朋友、亲人倾吐，注意劳逸结合，积极参加文体活动，脑力劳动者坚持做一定的体力活动或体育活动等。

（二）合理膳食

1. 限制饮食，防止过胖

饮食要有节度。长期食量过大，易使痰湿内盛而肥胖。烹调时，选用植物油。

2. 食宜清淡，少食肥甘

对饮食的基本要求是以清淡素食为主，少食肥甘油腻，饮食合理搭配。此外，还需了解以下几点：

(1)宜以豆类及谷类为主食，如黄豆、大麦、小米、玉米、小麦、高粱等；以白菜、芹菜、番茄、豆芽、菠菜、萝卜、海带等为主要蔬菜；多食新鲜水果如柑橘、山楂、苹果等。

(2)少食或不食动物脂肪，而以植物油如豆油、棉油等为主；少食含胆固醇高的食物，如动物内脏、蛋黄、螃蟹、带鱼、鱼子等。可多吃海鱼，因为海鱼含有不饱和脂肪酸，能使胆固醇氧化，从而降低血浆胆固醇含量，还可延长血小板的凝聚时间，抑制血栓形成，防止中风，还含有较多的亚油酸，可增加微血管的弹性，防止血管硬化。

(3)少食发物，如雄鸡、猪头肉、狗肉、鹿茸等，因这一类发物均易耗损肝阴，使肝阳易亢，病情复发或加重。

(4) 适量摄入蛋白质。高血压患者每日蛋白质的量为每千克体重 1 克为宜。每周吃 2～3 次鱼类蛋白质，可改善血管弹性和通透性。如合并肾功能不全时，应限制蛋白质的摄入。

(5)多吃含钾、钙丰富而含钠低的食品，如土豆、茄子、海带、莴笋。含钙高的食品有牛奶、酸奶、虾皮。少吃肉汤类，因为肉汤中含氮浸出物增加，能够促进体内尿酸增加，加重心、肝、肾脏的负担。

(6)多吃新鲜蔬菜和水果。为了增强免疫系统的功能和加快康复，可以选择含 50%生菜及鲜果汁的均衡饮食。它们主要包括蔬菜、水果、全麦等谷类、种子及核果、去皮的火鸡肉、深海鱼。这些食物提供各种补充体力及强化免疫力所需的营养。

(7)适当增加海产品摄入：如海带、紫菜、海产鱼等。

(8)多喝蔬菜汁以补充维生素和纤维素，如萝卜汁、胡萝卜汁、青菜汁等，确保大便每天畅通，偶尔用灌肠剂清肠。

3. 戒烟限酒，少食辛辣

烟酒及辛辣之品对高血压病患者的危害尤为明显。如烟草中的尼古丁易使人体去甲肾上腺素分泌增加，引起血管痉挛，血压升高；长期大量饮酒，不仅易诱发中风，还会促使内源性(肝)胆固醇合成，血脂升高，促进动脉硬化。

（三）中医食疗

1. 双参肉

【原料】鲜人参 15 克，海参 150 克，瘦猪肉 250 克，香菇 30 克，青豌豆、竹笋各60 克，味精、精盐、香油各适量。

【制作】将海参发好，切块；香菇洗净，切丝；瘦猪肉洗净，切小块；竹笋切片。将以上 4 料与人参、青豌豆一齐放砂锅内，加清水适量炖煮，以瘦猪肉熟烂止，加入味精、精盐、香油即可。

【用法】每日 1～2 次，每次适量，每周 2 剂。

【功效】大补气血，强壮身体，消除疲劳。适用于久病体虚不复，或年老体衰，精神萎靡，身体疲倦等症。

2. 三稔煲荠菜

【原料】三稔 4～5 枚，荠菜 500 克，精盐适量。

【制作】将三稔切开，荠菜洗净，同煎汤，不加油，加精盐调味。

【用法】1 次饮服，每周 1～2 剂。

【功效】清热，止渴，除烦，抗疲劳，利小便。适用于头痛发热，咳嗽，口干舌燥，口鼻气热，大便秘结，小便短黄等症。日常活动后肌肉酸痛，服之可透汗解肌，祛除疲劳，恢复精力。

（3）天冬萝卜汤

【原料】天冬 15 克，萝卜 300 克，火腿 150 克，葱花 5 克，精盐 3 克，味精、胡椒粉各 1 克，鸡汤 500 毫升。

【制作】将天冬切成 2～3 毫米厚的片，用水约 2 杯，以中火煎至 1 杯量时，用布过滤，留汁备用。火腿切成长条形薄片；萝卜切丝。锅内放鸡汤500 毫升，将火腿肉先下锅煮，煮沸后将萝卜丝放入，并将煎好的天冬药汁加入，盖锅煮沸后，加精盐调味，再略煮片刻即可。食前加葱花、胡椒粉、味精调味。

【用法】佐餐食，秋季更宜。

【功效】止咳祛痰，消食轻身，抗疲劳。常食能增强呼吸系统功能，增强精力，消除疲劳。

(4)枸杞滋补饮

【原料】鲜枸杞叶 100 克，苹果 200 克，胡萝卜 150 克，蜂蜜 15 克，冷开水 150 毫升。

【制作】将鲜枸杞叶、苹果、胡萝卜洗净，苹果去皮、核。将鲜枸杞叶切碎，苹果、胡萝卜切片，同放入榨汁机内，加冷开水制成汁，加入蜂蜜调匀即可。

【用法】每日 1 剂，可长期饮服。

【功效】强身壮阳，美颜，抗疲劳。枸杞叶味甘性平，能补肾益精，清热明目止渴。在工作过于劳累及运动过量时饮用，能消除困倦疲劳，恢复元气，增强体力。

(三)适量运动

因 CFS 病因不明，目前没有疗效确切的治疗方法，而唯一的方法是循序渐进锻炼性运动疗法，它可以减轻症状、提高机体的功能。CFS 患者疲劳的一个主要表现是在轻微活动后，患者会出现明显的长时间的症状加重，使患者感到最好少活动。患者就逐渐得出一个可理解的认知归因，即运动对 CFS 是有害无益的，会使病情加重。而患者同时伴有睡眠质量下降，这往往导致患者日常活动减少，增加睡眠等行为改变。要治疗 CFS，从认知角度来看，就是要改变患者的这种认知归因和行为模式。目前有许多研究已将循序渐进锻炼作为认知一行为疗法的组成部分，构成了循序渐进运动和认知重建的方法。循序渐进锻炼性运动疗法比单纯的放松疗法疗效更显著，能明显地减轻症状的严重程度，并促进功能改善。循序渐进锻炼，即分级进行有氧运动锻炼。其具体计划为，开始阶段运动的持续时间为 5～15 分钟，以在亚极量运动试验时所达到的心率的中点为平均心率，运动强度以此心率值为基础。由有氧能力构成的循序渐进运动主要是运用机体的大肌群进行运动，被试者可选择步行、骑车或游泳等形式。被试者一般每两天在指导下运动一次，如果患者出现病情反复，或症状加重，那么下一次运动的时间会被相应地缩短，或中止。随后的运动时间也被减少到患者自己感到合适的程度。这种允许患者在运动过程中保持一定的弹性的锻炼形式，就是所谓的“调档”。两周与每个患者回顾他们的进步情况，确定下半个月的运动疗法的计划安排，共进行12周。

二、既病防变

为了便于临床运用，以气血阴阳为纲，五脏虚证为目论治慢性疲劳综合征（虚劳）的变证。

（一）气虚

1. 肺气虚

症状：短气自汗，声音低怯，时寒时热，平素易于感冒，面白，舌质淡，脉弱。

治法：补益肺气。

方药：补肺汤。

本方具有补益肺肾、敛肺肃肺的功效。方中以人参、黄芪益气补肺，熟地、五味子益肾敛肺，紫菀、桑白皮肃肺止咳。

无咳嗽者，可去桑白皮、紫菀。自汗较多者，加牡蛎、麻黄根固表敛汗。若气阴两虚而兼见潮热、盗汗者，加鳖甲、地骨皮、秦艽等养阴清热。

2. 心气虚

症状：心悸，气短，劳则尤甚，神疲体倦，自汗，舌质淡，脉弱。

治法：益气养心。

方药：七福饮。

本方具有益气补血、养心宁神的功效，适用于气血亏虚、心失所养所致的心悸、气短、自汗、神疲、不寐等症。本方系由五福饮加酸枣仁、远志而成。方中以人参、白术、炙甘草益气养心，熟地、当归滋补阴血，酸枣仁、远志宁心安神。

自汗多者，可加黄芪、五味子益气固摄；饮食少思者，加砂仁、茯苓开胃健脾。

3. 脾气虚

症状：饮食减少，食后胃脘不舒，倦怠乏力，大便溏薄，面色萎黄，舌淡苔薄，脉弱。

治法：健脾益气。

方药：加味四君子汤。

本方具有益气健脾除湿的功效。以人参、黄芪、白术、甘草益气健脾，茯苓、扁豆健脾除湿。

胃失和降而兼见胃脘胀满，嗳气呕吐者，加陈皮、半夏和胃理气降逆；食积停滞而见脘闷腹胀，嗳气酸腐，苔腻者，加神曲、麦芽、山楂、鸡内金消食健胃；气虚及阳，脾阳渐虚而兼见腹痛即泻、手足欠温者，加肉桂、炮姜温中散寒。

4. 肾气虚

症状：神疲乏力，腰膝酸软，小便频数而清，白带清稀，舌质淡，脉弱。

治法：益气补肾。

方药：大补元煎。

本方具有益气补肾、生精养血的功效。方中以人参、山药、炙甘草益气固肾，杜仲、山茱萸温补肾气，熟地、枸杞子、当归补养精血。

神疲乏力甚者，加黄芪益气。尿频较甚及小便失禁者，如菟丝子、五味子、益智仁补肾固摄。脾失健运而兼见大便溏薄者，去熟地、当归，加肉豆蔻、补骨脂温补固涩。

在气、血、阴、阳的亏虚中，气虚是临床最常见的一类，其中尤以肺、脾气虚为多见，而心、肾气虚亦不少。肝病而出现神疲乏力，食少便溏，舌质淡，脉弱等气虚症状时，多在原肝病辨治的基础上结合脾气亏虚论治。

（二）血虚

1. 心血虚

症状：心悸怔忡，健忘，失眠，多梦，面色不华，舌质淡，脉细或结代。

治法：养血宁心。

方药：养心汤。

本方具有益气生血、养血宁心的功效。方中以人参、黄芪、茯苓、五味子、甘草益气生血，当归、川芎、柏子仁、酸枣仁、远志养血宁心，肉桂、半夏曲温中健脾，以助气血之生化。

失眠、多梦较甚者，可加合欢花、夜交藤养心安神。

2. 脾血虚

症状：体倦乏力，纳差食少，心悸气短，健忘，失眠，面色萎黄，舌质淡，苔白薄，脉细缓。

治法；补脾养血。

方药：归脾汤。

方中以参、芪、术、草、姜、枣甘温补脾益气，当归补血，茯神、酸枣仁、龙眼肉、远志养心安神，木香理气醒脾。本方为补脾与养心并进，益气与养血相融之剂，为治脾血虚及心血虚的常用方剂。

3. 肝血虚

症状：头晕，目眩，胁痛，肢体麻木，筋脉拘急，或筋惕肉䐃，妇女月经不调甚则闭经，面色不华，舌质淡，脉弦细或细涩。

治法：补血养肝。

方药：四物汤。

本方具有养血调血、补而不滞的功效。方中以熟地、当归补血养肝，芍药、川芎和营调血。

血虚甚者，加制首乌、枸杞子、鸡血藤增强补血养肝的作用。胁痛，加丝瓜络、郁金、香附理气通络。目失所养，视物模糊，加楮实子、枸杞子、决明子养肝明目。

心主血，脾统血，肝藏血，故血虚之中以心、脾、肝的血虚较为多见。

由于脾为后天之本，气血生化之源，又由于血为气母，血虚均伴有不同程度的气虚症状，而且在中医长期的临床实践中，认为补血不宜单用血药，而应适当配伍补气药，以达到益气生血的目的。所以在治疗各种血虚的证候时，应结合健脾益气生血之法，如归脾汤、当归补血汤、圣愈汤等方剂，都体现了这一治疗思想。

（三）阴虚

1. 肺阴虚

症状：干咳，咽燥，甚或失音，咯血，潮热，盗汗，面色潮红，舌红少津，脉细数。

治法：养阴润肺。

方药：沙参麦冬汤。

本方有滋养肺阴、清热润燥的功效。方中以沙参、麦冬、玉竹滋养肺阴，天花粉、桑叶、甘草清热润燥。

咳嗽甚者，加百部、款冬花肃肺止咳；咯血者，加白及、仙鹤草、小蓟凉血止血；潮热者，加地骨皮、银柴胡、秦艽、鳖甲养阴清热；盗汗者，加牡蛎、浮小麦固表敛汗。

2. 心阴虚

症状：心悸，失眠，烦躁，潮热，盗汗，或口舌生疮，面色潮红，舌红少津，脉细数。

治法：滋阴养心。

方药：天王补心丹。

本方为滋阴养心的常用方剂。方中以生地、玄参、麦冬、天冬养阴清热，人参、茯苓、五味子、当归益气养血，丹参、柏子仁、酸枣仁、远志、朱砂养心安神。

火热偏盛而见烦躁不安，口舌生疮者，去当归、远志之辛温，加黄连、木通、淡竹叶清心泻火，导热下行；潮热者，加地骨皮、银柴胡、秦艽清退虚热；盗汗者，加牡蛎、浮小麦固表敛汗。

3. 脾胃阴虚

症状：口干唇燥，不思饮食，大便燥结，甚则干呕，呃逆，面色潮红，舌干，苔少或无苔，脉细数。

治法：养阴和胃。

方药：益胃汤。

本方具有滋阴益胃的功效。方中以沙参、麦冬、生地、玉竹滋阴养液，冰糖养胃和中。

口干唇燥甚者，为津亏较甚，加石斛、花粉滋养胃阴；不思饮食甚者，加麦芽、扁豆、山药益胃健脾；呃逆者，加刀豆、柿蒂、竹茹扶养胃气，降逆止呃；大便干结，将原方之冰糖改用蜂蜜，以收润肠通便之效。

4. 肝阴虚

症状：头痛，眩晕，耳鸣，目干畏光，视物不明，急躁易怒，或肢体麻木，筋惕肉𥆧，面潮红，舌干红，脉弦细数。

治法：滋养肝阴。

方药：补肝汤。

本方具有养血柔肝、滋养肝阴的功效。方中以地黄、当归、芍药、川芎养血柔肝，木瓜、甘草酸甘化阴，麦冬、枣仁滋养肝阴。

头痛、眩晕、耳鸣较甚，或筋惕肉𥆧，为风阳内盛，加石决明、菊花、钩藤、刺蒺藜平肝熄风潜阳；目干涩畏光，或视物不明者，加枸杞子、女贞子、草决明养肝明目；急躁易怒，尿赤便秘，舌红脉数者，为肝火亢盛，加龙胆草、黄芩、栀子清肝泻火。

5. 肾阴虚

症状：腰酸，遗精，两足痿弱，眩晕，耳鸣，甚则耳聋，口干，咽痛，颧红，舌红，少津，脉沉细。

治法：滋补肾阴。

方药：左归丸。

本方具有较强的滋补肾阴的作用。方中以熟地、龟板胶、枸杞、山药、菟丝子、牛膝滋补肾阴，山茱萸、鹿角胶温补肾气、助阳生阴。

遗精者，加牡蛎、金樱子、芡实、莲须固肾涩精；潮热、口干、咽痛、脉数者为阴虚而火旺，去鹿角胶、山茱萸，加知母、黄柏、地骨皮滋阴泻火。

五脏的阴虚在临床上均较常见。

（四）阳虚

1. 心阳虚

症状：心悸，自汗，神倦嗜卧，心胸憋闷疼痛，形寒肢冷，面色苍白，舌质淡或紫暗，脉细弱或沉迟。

治法：益气温阳。

方药：保元汤。

方中以人参、黄芪益气扶正，肉桂、甘草、生姜温通阳气，共奏益气温阳之效。

心胸疼痛者，酌加郁金、川芎、丹参、三七活血定痛；形寒肢冷者，为阳虚较甚，酌加附子、巴戟天、仙茅、淫羊藿、鹿茸温补阳气。

2. 脾阳虚

症状：面色萎黄，食少，形寒，神倦乏力，少气懒言，大便溏薄，肠鸣腹痛，每因受寒或饮食不慎而加剧，舌质淡，苔白，脉弱。

治法：温中健脾。

方药：附子理中汤。

本方具有益气健脾、温中祛寒之功效。方中以党参、白术、甘草益气健脾，附子、干姜温中祛寒。

腹中冷痛较甚，为寒凝气滞，可加高良姜、香附或丁香、吴茱萸温中散寒，理气止痛。

食后腹胀及呕逆者，为胃寒气逆，加砂仁、半夏、陈皮温中和胃降逆；腹泻较甚者，为阳虚湿甚，加肉豆蔻、补骨脂、薏苡仁温补脾肾，涩肠除湿止泻。

3. 肾阳虚

症状：腰背酸痛，遗精，阳痿，多尿或不禁，面色苍白，畏寒肢冷，下利清谷或五更腹泻，舌质淡胖，有齿痕，苔白，脉沉迟。

治法：温补肾阳。

方药：右归丸。

本方具有温补肾阳、兼养精血的作用，为治肾阳虚衰的常用方剂。方中以附子、肉桂温补肾阳，杜仲、山茱萸、菟丝子、鹿角胶温补肾气，熟地、山药、枸杞、当归补益精血，滋阴以助阳。

遗精者，加金樱子、桑螵蛸、莲须，或金锁固精丸以收涩固精。脾虚以致下利清谷者，减去熟地、当归等滋腻滑润之品，加党参、白术、薏苡仁益气健脾，渗湿止泻。命门火衰以致五更泄泻者，合四神丸温脾暖肾，固肠止泻。阳虚水泛以致水肿、尿少者，加茯苓、泽泻、车前子，或合五苓散利水消肿。肾不纳气而见喘促、短气，动则更甚者，加补骨脂、五味子、蛤蚧补肾纳气。

阳虚常由气虚进一步发展而成，阳虚则生寒，症状比气虚重，并出现里寒的症状。阳虚之中，以心、脾、肾的阳虚为多见。由于肾阳为人身之元阳，所以心、脾之阳虚日久，亦必病及于肾，而出现心肾阳虚或脾肾阳虚的病变。

【病后保健】

一、生活调理

（1）居住环境应安静，空气新鲜，避免喧哗吵闹。

（2）积极参加力所能及的各种体育活动、体力劳动或文娱活动。

（3）调整膳食，戒烟忌酒。

（4）保证睡眠。按照人体生物钟规定的时间作息。睡眠不足往往会导致情绪波动，故一般每日睡眠时间需7～8小时。

（5）防寒保暖。室外气温下降，风大天寒，外出时要适当添衣戴帽。卧室除保持一定的温度外，被褥的保暖性也要增强，宁可暖些，勿过寒。

二、饮食调理

首先保证营养均衡，正如《黄帝内经》中记载："五谷为养，五果为助，五畜为益，五菜为充，气味和而服之。"也就是说糖类、蛋白质、脂肪、无机盐、维生素等必需的营养物质比例要协调。再者，多食抗疲劳食物。有助于消除疲劳的食物富含维生素 B_1、维生素 B_2 和维生素 C，可把人体内积存的代谢产物尽快处理掉。弱碱性的食物，即富含钠、钾、钙、镁等元素的食物也有助于消除疲劳，因为酸性环境容易使人感觉疲劳。因此，平时可以适当多吃牛奶、酸奶、奶酪等乳制品以及鱼干、骨头汤、西瓜、桃、杏、哈密瓜、樱桃、草莓等，这些食品含有丰富的钙质和维生素。甚至，在极度疲劳时，嚼上一些花生、杏仁、腰果、核桃等干果，对恢复体能往往有帮助。因为它们富含蛋白质、B族维生素、维生素E、钙和铁等。其次，适当选用具有抗疲劳作用的药物。这些药物大多为补益药，而且品种相当丰富。我国传统的强壮滋补药品，如人参、党参、黄芪、山药、大枣、刺五加、莲子、白术、当归、熟地、白芍、阿胶、麦冬、天冬、石斛、玉竹、沙参、何首乌、枸杞子、黄精、冬虫夏草、杜仲、肉苁蓉、巴戟天等，都具有扶正固本的作用，能改善神经系统的功能，加速疲劳的消除或缓解疲劳。

三、情绪调理

据统计，慢性疲劳综合征患者同时患有抑郁者占40％～47％，焦虑者占32％，躯体性障碍者占15％。慢性疲劳综合征患者同时符合某个或多个精神疾病诊断者占72％。可见，慢性疲劳综合征与心理精神因素关系密切，因此，应充分重视心理疗法。

（一）重视摄生养神

《黄帝内经》中就有“恬淡虚无，真气从之；精神内守，病安从来”的精神养生的原则性论述。历代养生家认为，养神之道，莫过于清心温静。因而，清静养神，以静制躁，是促进慢性疲劳综合征康复的重要手段。以静养神，重在两个方面，即内要心静和外要清静。内要心静主要是排除杂念，不过分追求名利，不深陷世俗纷争，以平定心神；再就是适度用神，不可思虑太过，耗精伤气。外要清静，主要指排除外界扰心的各种因素，选择恬静自然的生活环境、和谐温馨的社会氛围，尽量远离噪声和污染，以减少对身体的伤害。

（二）学会调控情绪

对于喜、怒、忧、思、悲、恐、惊七情的变化要掌握一定的度，不断调整心态，提高其心理承受能力，避免情志过激而造成的脏腑损伤。正所谓中医学主张的：①“去忧”：主张人的思想要“恬愉无为”(《管子》)，即要保持安静乐观，淡泊名利。②“制怒”：《延寿书》中记载“怒气剧火炎，焚来徒自伤，触来勿与竞，事过心清凉”，即当遇到易怒之事，应先听之任之，事后再议，即“冷却处理法”。也有人主张用“警示法”，即遇事要警惕自己，克制勿怒，如清代林则徐就在墙上自书“制怒”二字，以告诫自己，控制感情冲动。③“除悲”：由于严重的悲哀对心身伤害极大，不宜强行压抑自己的悲哀情绪，不妨放声大哭，发泄感情，最好能在痛哭之后逐渐得开，将悲痛转化为奋进的力量。对于一般性悲哀，可用转移或劝导的方法来改变其情绪。④“消惊”：《淮南子》中云“大怖生狂”“惊则心无所依，神无所归，虑无所定，气乃乱矣”。因此，需要迅速找出引起惊恐的原因，尽快消除，设法以“好言相慰”来解决，以改变惊恐中不安的情绪，使其恢复正常。

(三)正确对待竞争

首先对竞争有一个正确认识。有竞争，就会有成功者和失败者。但是，关键是正确对待失败，要有不甘落后的进取精神。其次，对自己要有一个客观的恰如其分的评估，努力缩小“理想我”和“现实我”的差距。在制订目标时，既不要好高骛远，又不要妄自菲薄，要把长远目标与近期目标有机地统一起来，脚踏实地一步一个脚印地做起。第三，在竞争中要能审时度势，扬长避短。一个人的需求、兴趣和才能是多方面的，如果在实战中注意挖掘，那么，很可能会造成柳暗花明又一村的新局面。这样不仅能增加成功的机会，减少挫折，而且会打下进一步发展和取胜的好基础。

四、保健疗法

(一)运动疗法

经常参加运动锻炼，减弱有害应激原诱导的心理和免疫功能的变化，有助于慢性疲劳综合征的康复。但应掌握几个原则：①要掌握合适的运动量；②要采取动静结合的运动方式；③要掌握好运动时间、运动方式。运动量过小，起不到预防疾病的作用；运动量过大，不仅会感到劳累，而且会有损于健康。正如《千金要方》中所谓:“才所不逮而强思之,伤也。力所不胜而强举之,伤也。”因此,适宜的运动量要根据自己的具体情况决定。若以心率作为运动量指标的话,一般认为,正常成年人的心率增加到每分钟 140 次为宜,老年人的心率增加到每分钟 120 次为宜。运动的种类有许多,偏动的有跑步、爬山、游泳、打球等,偏静的有打太极拳、散步等。采用动静结合的方法是运动预防的原则。要根据自己的年龄、体质、性别及身体状况选择适合的运动方法。运动时间一般以早晨为好,但要注意与早餐时间必须间隔半小时以上。另外,有雾或天气不好时要避免进行户外运动。冬季的晨练应注意时间不要太早,若选择晚上运动,应尽量在睡觉前 2 小时结束。

（二）按摩疗法

按摩是起源很早的一种古老的治疗方法。如《素问·调经论》中曰:“神不足者,视其虚络,按而致之。”不过《内经》中所说的按摩,多是医者给患者按摩以治病。后世养生家则发展为自我按摩以防病治病、延年益寿。按摩对慢性疲劳综合征患者的康复非常有利。

(1)按揉太阳穴:用拇指肚按住眉毛到耳朵之间最陷的地方,前后左右移动,试探着按压,感到最疼痛的地方就是太阳穴。取坐姿,脊柱挺直,臀部微突,安静平和,做两次腹式呼吸。然后以两手拇指或中指、示指指肚按压在两侧太阳穴上,用点按法或指摩法先顺时针按揉 20 次,再逆时针按揉 20 次。

(2)按揉印堂穴:用拇指或中指、示指指肚贴于两眉中间的印堂上,以点按法环形按摩 20 次,左右手交替进行。

(3)点按攒竹穴:屈肘置桌位,两手半握拳,拇指伸开,以拇指端附着在眉头下缘攒竹穴。然后两拇指逐渐用力向眶下缘顶压,待穴位周围至眼区有酸胀得气感时,持续约 1 分钟。

(4)按摩天柱、天池穴:在后颈的颈窝外侧的发际处,有一个叫“天柱”的穴位。再稍微向上一点,又有一个叫“风池”的穴位。将双手指交合起来,连同掌部一起放在脑后处,用拇指第一关节均匀地上下轻揉这两个穴位。按摩时要抬起下巴,脑袋后仰,效果才会明显。每按摩 5 秒钟,稍间歇一下,如此反复

5～10次。

(5)按揉百会穴:示指按于百会穴,先顺时针按揉20次,再逆时针按揉20次。

(6)按摩劳宫穴:先以右手拇指指肚按压于左手劳宫穴上,直到劳宫穴发热为止;再换左手按摩。

(7)手指梳头:双手掌心相对快速摩擦至手心热到极点,两掌心按前额,五指分开,微弯手指,沿足太阳膀胱经,由前发际往后发际梳发按摩20次。

(8)摩面擦耳:两手如浴面状,掌面紧贴在同侧面部,上下往返擦动,至面部出现热感后止(10～15次)。

(9)掩耳弹脑:用两手掌心紧按住两耳,余指置于脑后,两手示指指肚置于中指背上,轻轻弹敲后头枕部20余次,然后紧贴住后头枕骨部不动,掌心骤然离开耳孔,放开时耳内出现响声,如此连续开闭放响约10次。

以上按摩,在感到疲劳时可随时做,自我按摩后会觉得头脑清醒、耳聪目明,从而消除大脑疲劳,振作精神,增强记忆。

(三)针灸疗法

针灸不仅有良好的镇痛作用,还有疏通经络、调节气血和神经体液、提高机体免疫力等作用。

1. 体针疗法

取穴:百会、印堂、气海、关元、足三里、三阴交。头痛加太阳或风池;咽痛取合谷或曲池;关节痛取阿是穴;肝郁加太冲或期门;肾虚加太溪或肾俞;脾损加中脘或脾俞等。针用补法或平补平泻法,每日1次,10次为1个疗程。

2. 针灸疗法

脾肾两虚型取百会、关元、足三里、肾俞、复溜,每次选穴3～5个,百会、关元、足三里针后艾炷灸5～7壮;心脾两虚型取内关、心俞、脾俞、三阴交、气海,每次选穴3～5个,脾俞、气海针后艾炷灸3～5壮。各组穴位针刺均用弱刺激,得气后留针15分钟。极虚弱患者无需得气留针10～15分钟。

3. 针刺加磁贴疗法

体穴取大椎、膏肓、命门、气海、足三里；耳穴取皮质下、交感、缘中、内分泌、肾上腺、神门。用平补平泻法，运行1～2分钟，不留针，每日针刺1次，耳针则左右交替进行，每日1侧。针刺后加磁贴。采用威尔磁贴W-1，每片规格2.0厘米×1.5厘米，贴耳穴时剪成0.5厘米×0.5厘米。

（四）足浴疗法

祖国医学认为，人体五脏六腑在脚上都有相应的投影，脚部是足三阴经的起始点，又是足三阳经的终止点，踝关节以下就有60多个穴位。如果经常用热水泡脚，能刺激足部穴位，促进血脉运行，调理脏腑，从而达到强身健体、祛除病邪、疗疾的目的。足浴时，水的温度一般保持在40℃左右，太高太低都不好；水量以能没过脚踝部为好，双脚放热水中浸泡5～10分钟，然后用手按摩脚心。

（五）理疗

某些药物的离子导入、脉冲超短波或短波治疗及磁疗都可用来作为镇静及降压的辅助治疗。

（六）音乐疗法

音乐可以对人的生理和心理状态产生一系列的影响。音乐通过声波有规律的频率变化，作用于大脑皮质，并对下丘脑和边缘系统产生效应，调节激素分泌、血液循环、胃肠蠕动、新陈代谢等，从而改变人的情绪体验和身体功能状态。例如，利用“五音疗疾”的原理，选取旋律优美、节奏轻快、悠扬悦耳的乐曲，使之听曲消愁，乐以健身。

（七）康复疗法

临床治疗和康复医疗相结合，可更好地减轻症状，稳定疗效，同时可减少药物用量。康复医疗还有助于改善心血管功能及血脂代谢，防治血管硬化，减少脑、心、肾并发症。康复医疗的作用途径有功能调整与体育锻炼两个方面。

体育锻炼可以缓解脑力劳动的紧张度，降低交感神经兴奋性。体育锻炼能增强心肌功能，促进脂肪分解，起到减肥作用。体育锻炼还可以增强消化功能，改善睡眠。一般采用气功、太极拳、步行、医疗体操等活动。

具体方法有：

1. 气功疗法

一般取内养静功法，可以取坐姿或站姿。坐姿是坐于椅子上，双腿分开自然踏地，两手放于大腿上，手心向下，全身放松，双目微合，心情怡静，排除杂念，意守中丹田，口唇轻闭，舌抵上颚，调整鼻息；站姿是身体自然站立，双脚分与肩宽，两膝微屈，两手抱球放于身前，全身放松，意守中丹田，调整呼吸。每次10～30分钟，每日1～2次，循序渐进。

2. 太极拳

为低强度持续性运动，可扩张周围血管，给心脏以温和的锻炼。太极拳动中取静，要求肌肉放松，“气沉丹田”，有类似气功的作用。

五、家庭治疗原则及自我管理

1. 知节

节即节制，这里主要指保养精神。盖由于五志七情等刺激，往往伤气耗神，使人气机失调，久则正气虚衰，而成虚劳。此种原因所致之病，由于长期精神刺激不能解脱，因而治疗往往难以奏效。对此只能通过个人精神情绪的调节，以解除病因，取得疗效。而调治之法，又须根据个人性情之所偏不同而进行纠正。例如：性情放荡而不收敛者，宜适当节制嗜欲以调养精神；性情拘滞而不能开通者，宜节制烦恼以养神；性情偏激而不稳重者，宜节制愤怒以养肝；性情烦躁而不冷静者，宜节制过于辛劳以养人身之力；若性情好计较琐碎小事而不坦荡者，应当节制思虑以养心；若因过度悲伤而不解脱者，又宜节制悲哀以养肺。以上六种情况，绮石强调用节制情志太过的方法，来调养五脏精神，以助长人身正气，防治虚劳。

2. 知防

即防止四时感受外邪。盖虚劳之人，正气已虚，若再感受外邪，必然更伤正气。因此，一年四季，春要防止风邪与寒邪为患；夏要防止暑热之邪为患，又要防止因暑贪凉；长夏要防止湿邪为患；秋要防止燥邪为患；冬要防止风寒之邪。此外，若初感外邪，更要防止食伤于内，宜减少饮食，否则会使病情加重。

3. 二护

外邪伤人以风寒之邪最为多见，而寒从足起，风从肩俞、眉际而入。因此，平时要注意防护两足、肩俞和眉际，以免感受外邪，防虚劳病于未然。

4. 二守

守指遵守。所谓二守，即指虚劳之人，一要坚持服药，二要坚持摄养。盖虚劳之病，总属慢性疾病，且属虚证范围，因此，治疗时不能很快痊愈，只有坚持服药与摄养，才能恢复健康，所以，服药调理与养生养性，宜常守。

5. 三候

盖一年之中，由于春初之时，木旺火升，火灼肺金，故不利于虚劳之人。仲夏之时，湿热大行，火热亦克肺金，亦不利于虚劳。夏秋之季，伏火灼金，亦对虚劳有害。因此，在此三候之时，尤应注意调摄。否则，往往会使病情加重，不利于早日康复。

6. 三禁

禁指禁止，禁忌。虚劳之人，正气已虚，其病机或由阴虚而火动，或由气虚而逆，或是火逆上迫，因此，不应选用燥烈、苦寒、伐气之药，此三类药物当为禁忌。若用平胃散、二陈汤、砂仁之类燥烈药物，往往助火伤阴；若用苦寒之知母、黄柏、黄芩、黄连、栀子等，既可损伤阳气，败坏脾胃，又不能清阴虚之火，无益而有害；若用青皮、枳壳、香附、豆蔻、苏子等破气之品，不仅不能治疗因气虚所致的气机壅滞，反而徒伤正气，加重病情。

（石国斌）

第九章　围绝经期综合征

围绝经期(perimenopausal period)是世界卫生组织 1994 年通过讨论而用以代替妇女更年期名称的建议，是指妇女从性成熟期逐渐进入老年期的过渡时期。这个过渡时期可分为：过渡绝经期，闭经前 2～5 年，平均 4 年左右；绝经期，持续闭经第一年；绝经后期，月经停止后至卵巢内分泌功能完全消失时期，进入老年前阶段，年龄范围一般从 40～60 岁，占妇女一生中 1/3～2/3 的时间。

围绝经期综合征是指妇女绝经前后由于性激素减少导致的躯体和精神心理症状。本病是妇科常见病，其发病率为 85%左右。其中 70%～90%的患者可自然度过，不需药物治疗。10%～30%的妇女症状严重，影响正常工作及学习，明显降低其生活质量，需积极进行治疗。目前我国 60 岁以上的老年人占总人口的 10.5%，其中妇女过半数，我国妇女的平均寿命在 1993 年已达 75 岁。据统计，城市妇女的平均绝经年龄为 49.5 岁，农村妇女为 47.5 岁，这意味着我国妇女一生中将有约 30 年在绝经后的衰老中度过，各器官功能也因衰退而出现一系列症状，其持续时间长短不定，一般 2～5 年，严重者可达 10 余年。

围绝经期综合征症状表现多种。绝经前 70%妇女出现月经紊乱；早期主要见血管舒缩症状：如烘热、出汗、面部和颈胸部皮肤阵阵发红等；精神过敏，情绪不稳定：如激动易怒，忧郁焦虑，性能力开始减退等；晚期则可见明显的骨质疏松症，记忆力衰退，心脑血管病，老年痴呆和全身内分泌、代谢、免疫、呼吸、泌尿、消化、皮肤、五官等系统疾病的发病率升高。除自然绝经外，两侧卵巢经手术切除或受放射线毁坏，可导致人工绝经，较自然绝经妇女更易发生围绝经期综合征。

围绝经期综合征是妇女向老年期过渡阶段所出现的特有疾病，其中尤以体质虚弱、产多、疾病、劳役、营养缺乏、手术创伤、精神抑郁、社会或工作压力较大的妇女发病较早，症状较重。由于体内雌激素的逐渐低落，使妇女体内凡是细胞膜上含有雌激素受体的组织及器官，均发生退行性变或代谢上的变化，从而导致除月经紊乱及烘热、烦躁外，逐渐出现一系列老化体征，如记忆力减退，工作效率差，失语失认，定向计算判断障碍，性格行为情绪改变等；乳房萎缩、下垂，张力性尿失禁，反复发作膀胱炎；动脉粥样硬化、心肌梗死、高血压和脑卒中发病率升高；血胆固醇水平升高及各种脂蛋白增加；骨质疏松症发生；皮肤干燥、干裂、色素沉着、瘙痒、多汗、水肿等。近10年来，国际上围绝经期医学发展很快，对围绝经期的研究重点，已从围绝经期综合征等自限性疾病，转移向心血管病、骨质疏松症和老年痴呆症三大病症上。

【中医认识】

中医原无与此相应的病名，但对绝经的年龄界限及病因病机、临床表现以及中医药的治疗亦多见记述。如《金匮要略·妇人杂病脉证并治》中指出："妇人脏躁，喜悲伤欲哭，像如神灵所作，数欠伸……"直到1964年，著名中医妇科专家卓雨农根据历代医籍述说，结合临床实践，才提出了"绝经前后诸症"这一病名，并得到同行公认，纳入全国高等中医院校《中医妇科学》教材，从而与西医"更年期综合征"相应，亦即围绝经期综合征的含义。近年来，关于本病的中医病因病机、辨证施治规律、有效方药的系统研究以及中医药治疗本病的作用机制及实验研究的方面，均取得了满意的成绩。

围绝经期综合征的发生，与此年龄阶段的生理、病理基础以及患者体质情况、生活环境、疾病史、家庭、社会等诸因素有关。人体的自然盛衰过程由肾气所主，肾气为五脏六腑之本，也是维持阴阳之根本。"五脏之阴气非此不能滋，五脏之阳气非此不能发"。肾主生殖，对"精髓、骨、脑、齿、腰脊、前后二阴、髀股、足跟、足心所生病”均有影响。妇女在绝经前后，生理上随着肾气的衰减，天癸衰少，精血日趋不足，肾的阴阳失调，因此，在此年龄阶段或早或迟地出现某些与肾生理变化有关的现象，如月经紊乱至绝止，颜面憔悴，头发开始斑白，牙齿易碎裂，易倦怠乏力、健忘少寐、情绪波动等，禀赋强健者可自身调节逐渐适应，但部分妇女易受到内外因素的影响，以致肾的阴阳失衡，或偏于肾阴虚，或偏于肾阳虚，甚则阴阳俱虚。肾气既乏，无以济心、养肝、资脾、益肺、聪耳、壮骨、健髓、营脑，并可引起心肾不交、肝阳上亢、脾肾两虚、清窍失养，而出现一系列相关的围绝经期诸症。但因妇女一生经、孕、产、乳，数伤于血，易处于“阴常不足，阳常有余”的状态，所以临床以肾阴虚为多见。现将临床常见病机分类如下。

（一）肾阴虚

素体阴虚或房劳多产，数伤阴血；或既往经量过多，耗伤阴血；或情志内伤，气火伤阴；或大病久病，穷必及肾等。到绝经前后，六七之年，肾气渐衰，天癸将竭，精亏血少，则肾阴更显不足。肾阴不足，常随个体差异而有不同的病理变化。

1. 阴虚内热

肾阴不足，阳失潜藏，虚热内生，可出现阴虚内热证。若热伏冲任，扰动血海，血海不宁，可致月经紊乱，甚则崩中、漏下。

2. 精亏血枯

肾主骨生髓，开窍于耳，其主骨生髓功能，是以肾精为物质基础的。肾阴不足，肾精亏虚，不能养骨生髓，出现肾精亏损证。精血同源，精亏血枯，血海空虚，无血可下，致月经过早停闭。

3. 阴虚血燥

肾阴不足，精亏血少，化燥生风，肌肤失于濡养，出现阴虚血燥证。血海燥涩干涸，可致月经断绝。

4. 阴虚肝旺

肝藏血，肾藏精，精血互生，肝肾同源，肾阴不足，肝阴亦亏，水不涵木，肝阳上亢，导致阴虚肝旺证。

5. 肾虚肝郁

肝肾同源，肾阴亏虚，肝血不足，肝失柔养，疏泄失常，肝失调达之性，故导致肾虚肝郁证。肝郁气滞，气滞血瘀，阻于冲任胞脉，可致月经紊乱。

6. 心肾不交

心为君火，肾主元阴，肾水不足，不能上济于心，心火独亢，热扰心神，神明不安，从而出现心肾不交证。

（二）肾阳虚

素体阳虚，或平素贪凉饮冷，损伤阳气；六七之年，肾气渐衰，则肾阳更虚。肾阳不足，又可随个体差异表现出不同证候。

1. 肾阳不振

肾阳不振，命门火衰，失于温煦，虚寒内生，出现肾阳虚证。肾虚，封藏失职，冲任不固，可致月经紊乱，崩中、漏下。

2. 脾肾阳虚

肾阳亏虚不能温煦脾阳，或饮食劳倦损伤脾阳，“四脏相移，必归于肾”。导致脾肾阳虚，从而运化失职，水湿内停，出现脾肾阳虚证。肾虚封藏失职，脾虚统摄无权，冲任不固，而致月经紊乱，甚或崩中漏下。

（三）肾阴阳俱虚

肾为水火之宅，内藏元阴元阳，阴平阳秘，阴阳互根。故肾阳不足，日久阳损及阴；肾阴不足，日久也可阴损及阳，从而导致肾阴肾阳两虚之证。

围绝经期综合征的辨证以肾虚为本，阴阳失调为病理变化。临床表现以自主神经功能紊乱为多见：头晕耳鸣、烘热汗出、潮热颧红、腰膝酸软；或四肢欠温、小便清长、大便稀溏等。具体证型如下：

1. 阴虚阳亢

主证：潮热汗出，头晕眼花，烦躁易怒，失眠心悸，腰膝酸软，舌红苔少，脉细数。

治法：滋阴潜阳，补肾益精。

方药：知柏地黄丸（《中医方药学》）合二至丸（《医方集解》）。

处方：知母、黄柏、山药、茯苓、泽泻、丹皮、女贞子、旱莲草、熟地黄、山萸肉。若汗出较多，则加浮小麦、五味子以敛汗安神；若心烦头晕、难眠，则加牡蛎、钩藤以镇静潜阳、平肝熄风。

此型患者在临床上表现为神经敏感，遇事易怒，这除了是病理变化以外，与患者的性格体质有很大关系。在治疗上应该耐心说服患者，告知围绝经期的生理改变相关知识，其次在药物治疗方面，着重补肾益精，加强潜阳安神作用，使患者症状尽早消除。

2. 肝郁气滞

主证：情志忧郁，胸胁胀痛，时有叹息，咽有异物感，舌红苔薄腻，脉弦。

治法：疏肝解郁，调理气机。

方药：逍遥散（《太平惠民和剂局方》）。

处方：薄荷、甘草、当归、柴胡、白术、白芍、茯苓、生姜。若两胁痛甚，可加郁金、素馨花以加强疏肝解郁作用；口苦可加川楝子、黄芩以清热利胆。

此类患者主要见于性格较为内向、多愁善感的女性个体，在治疗中应结合心理疗法，劝说患者多参与公共活动，解除精神上的负担，采取疏肝解郁、调理气机治则，症状一般会很快好转。

3. 心脾两虚

主证：神情淡漠，心悸难眠，脘痞食少，倦怠乏力，或经血难尽，舌质淡苔白，脉细。

治法：益气补血，健脾养心。

方药：归脾汤（《济生方》）。

处方：白术、当归、酸枣仁、茯苓、党参、北黄芪、桂圆肉、炙甘草、生姜、远志、木香、大枣。若心悸难眠甚，加龙骨以镇静安神；若月经淋漓不尽，可去当归，加血余炭、山楂炭以涩血止血；若头晕眼花，可加首乌、枸杞子以补精血、止眩晕。

中医认为："虚则补之。"心脾两虚表现为心神欠安，胃纳欠佳，患者形体多消瘦。因为“胃不和则卧不安”，所以脾虚与睡眠差有直接关系，治疗要着重健脾养心、益气补血，使“气血生化之源”恢复，心脾两虚症状就可迎刃而解。

4. 肝肾阴虚

主证：五心烦热，颧红盗汗，耳鸣眼花，腰膝酸软，肢体麻木，舌红少苔，脉细数。

治法：滋补肝肾，益精养阴。

方药：六味地黄汤（《小儿药证直诀》）。

处方：熟地黄、山萸肉、山药、茯苓、泽泻、丹皮。盗汗甚加龟甲、鳖甲（均先煎）以滋阴敛汗；耳鸣眼花加枸杞子、菊花以养益精血，清肝明目；虚火盛加地骨皮、石斛以滋阴清热。

“肾主骨，肝主筋”，肝肾阴虚，精液不足，筋骨失养，患者症见腰膝酸软，心烦耳鸣等，治疗时应用滋补肝肾有情之品，根据病情酌加女贞子、旱莲草（二至丸）、菟丝子、桑葚以滋阴补肾，清虚热。

5. 脾肾阳虚

主证：面色苍白，形寒肢冷，纳少便溏，身重水肿，或崩或漏，舌质淡胖，脉沉弱。

治法：健脾温肾。

方药：理中汤（《伤寒论》）合肾气丸（《金匮要略》）加减。

处方：熟地黄、党参、炙甘草、干姜、肉桂（焗服）、炮附子（先煎）、丹皮、山药、白术、茯苓、泽泻、山萸肉。若经血淋漓难尽，可加鹿角霜以补肾壮阳，收敛止血；若腰膝酸软，可加巴戟天、杜仲以补肾壮阳，强筋骨。

“阳虚生外寒”。肾阳虚难以温养，脾阳虚失于健运。患者表现出先天亏虚，后天虚弱。在治疗上应温补肾阳，健脾补气，使先天生后天，后天充先天。脾肾健，病则除。

6. 痰瘀内阻

主证：头昏目眩，胸闷刺痛，肢体麻木，潮热汗出，神疲乏力，舌质紫暗，苔腻，脉涩或滑。

治法：活血化瘀，疏通气机。

方药：血府逐瘀汤(《医林改错》)。

处方：川芎、甘草、红花、赤芍、桃仁、柴胡、桔梗、牛膝、枳壳、当归、生地黄。若神疲乏力甚，可加党参以补气健脾；若肢体麻木，可加桂枝以温通血脉；若头晕眼花，可加天麻、首乌以祛风养血止眩；若脏躁啼哭，可合甘麦大枣汤以养心安神，甘缓和中。

此类患者多见于围绝经期综合征合并心血管病变者。患者表现为血液成分改变，血管弹性差，血流障碍，出现“瘀阻脉络”现象，治疗应疏通血脉，祛瘀化痰，使血管通，血流畅，病邪去。

【中医保健措施】

一、未病先防

围绝经期妇女由于卵巢功能的衰退导致内分泌系统平衡失调，自主神经功能紊乱和新陈代谢障碍，继而出现了上述多种临床表现。早期预防，合理饮食，保持健康心理，乐观情绪，注意锻炼身体，提高生活质量非常必要，同时对一般患者对症治疗，对重症患者给予适量合理的雌激素治疗是有效方法，能使广大妇女顺利度过围绝经期。

(一)社会干预

绝经是每一位妇女生命进程中必然发生的生理过程，故应广泛宣传围绝经期卫生知识，使围绝经期妇女消除不必要的思想顾虑，掌握必要的保健知识。同时关心她们的工作和生活，给予咨询，指导定期普查，防止器质性病变及肿瘤。医务工作者应使进入围绝经期的女性甚至其家属了解此期的生理变化、心理特点及围绝经期常见病的早期症状和防治知识。

(二)生活指导

建立健康的饮食起居习惯。围绝经期由于生理功能的紊乱，各器官的功能也相继减退，因此要饮食有节，起居如常，合理营养，加强锻炼，增强体质。

1. 合理的饮食习惯

食物应多样化，不要偏食，多食杂粮、蔬菜、水果，少吃甜食、炸、腌、酱制品、动物内脏或过期食品，不要暴饮暴食。

对于围绝经期有头昏、失眠、情绪不稳定等症状的人，要选择富含B族维生素的食物，如粗粮（小米、麦片）、豆类和瘦肉、牛奶。牛奶中含有的色氨酸，有镇静安眠功效；绿叶菜、水果含有丰富的B族维生素。这些食物对维持神经系统的功能、促进消化都有一定的作用。此外，要少吃盐（以普通盐量减半为宜），避免吃刺激性食品，如酒、咖啡、浓茶、胡椒等。

月经频繁、经血量多，甚至引起贫血的人，可选择蛋白质含量较高的食物，如鸡蛋、瘦肉（牛、羊、猪等）、豆类等。平时还应多食一些猪肝、蔬菜和水果。如果食欲不好，厌油腻，可用红枣、桂圆加红糖做成红枣桂圆汤饮用，或用红枣、红小豆煮粥当点心，可以起到健脾补血的功效。

身体发胖，胆固醇增高者，应选择含优质蛋白质和胆固醇低的食物，如瘦肉、鸭肉、鱼类。多吃豆类及豆制品也是不错的选择，大豆中含有丰富的钙、磷、铁和维生素B_1、维生素B_2，另外，大豆中的亚麻酸和亚油酸还具有降低胆固醇的作用。

2. 适度的体育运动

围绝经期注意参加适当的劳动和活动，不可过度安逸，充分理解“流水不腐、户枢不蠹”的道理，培养个人爱好，如养花、跳舞、散步等，既可以锻炼身体，丰富生活内容，分散注意力，也可调节情绪。平时注意身体姿势，避免腰部保持某个姿势的时间过长，一般不超过半小时，就应变换体位，起身走动或平卧休息。加强体育活动，晨间锻炼，如打太极拳、练八段锦；参加户外活动，比如游泳、倒走等。

在这里推荐几种活动项目。一是跳绳。人在跳绳时，全身都在活动，大脑也须充分不停地运动，手握绳头不断地旋转会刺激拇指的穴位对大脑发生作用，进而更增加脑细胞的活力，提高思维和想象能力。二是长跑。长跑能产生大量的儿茶酚胺物质，加强大脑皮质的兴奋过程，提高人对刺激的敏感性，使人精神愉快，自我感觉良好，食欲增加。因为患精神抑郁的围绝经期妇女的儿茶酚胺的分泌量很低，所以建议这部分人用长跑来直接治疗精神抑郁。在控制神经衰弱方面，跑步比药物更为优越。

3. 理想的体重

合理的饮食给我们提供了营养保障，再加上适度的体育运动，可保持理想的体重，不让体重波动幅度过大。

4. 充分的睡眠

养成早睡早起的习惯，适当午休，每晚睡眠7～8小时。

5. 个人的卫生

勤换贴身衣物，保持外阴清洁，多与伴侣沟通，以期达到性生活的和谐。

(1)口腔卫生：进入围绝经期，牙齿开始松动，应养成良好的口腔卫生习惯。

(2)皮肤卫生：围绝经期皮肤的保护作用减弱，应经常洗澡，勤换内衣，不用碱性肥皂洗澡，以防皮肤油脂被过多洗去，引起感染。

(3)外阴卫生：应每天冲洗外阴部，防止老年性阴道疾病。

(4)保持完美的性生活：绝经后有规律的性生活可以改善阴道的血液循环，维持阴道弹性，减缓阴道萎缩的进程，可防止或减少老年性阴道炎的发生。

（三）心理指导

日常生活要轻松愉快，注意控制情绪，避免情志过极而出现不适。

加强医生与患者之间的沟通。医生通过掌握的医学知识，积极地关心、理解、同情患者。在患者咨询的过程中，态度和蔼、诚恳、友好；承诺并保证对其隐私问题进行保密；多用安慰、鼓励性语言让患者诉说自己的不适。同时，根据患者个体特点及其对疾病的认识情况，对每个患者进行个体化的治疗，帮助其正确认识围绝经期的身心反应，适应社会和家庭的变化，树立战胜疾病的信心。

二、既病防变

1. 肾阴虚衰

症状:经断前后头晕耳鸣、腰膝酸软,烘热汗出,五心烦热,失眠健忘,口燥咽干,皮肤疼痒或如虫行,阴道干涩,月经后期、量少或崩漏。舌质红,少苔,脉细数。治法:滋养肝肾、育阴潜阳。方药:一贯煎加味(生地黄、沙参、当归、枸杞子、麦冬、山萸肉、制首乌、龟甲)。若烘热汗出,心烦热甚,加女贞子、五味子、白薇、地骨皮以滋阴,清虚热;如肝火亢盛,口苦咽干,加黄芩、夏枯草、山栀清泻肝火;如肝阳上亢,眩晕头痛,耳鸣,耳聋,面色红赤,加天麻、钩藤、石决明、怀牛膝以平肝熄风,引火归原。

2. 肾阳虚微

症状:经断前后腰痛膝软,面目肢体水肿,形寒肢冷,小便清长,大便溏薄,月经过多或崩漏。舌质淡,苔薄,脉沉细无力。治法:温肾壮阳,填精养血。方药:右归丸(鹿角胶、杜仲、菟丝子、山药、熟地、枸杞子、山萸肉、当归、肉桂、附子)。因肉桂、附子温燥伤阴,可易以淫羊藿、仙茅、补骨脂、巴戟天、肉苁蓉等,温补肾阳而无温燥之弊。若见水肿,加茯苓、泽泻健脾行水消肿;便溏者,去当归,加诃子肉、肉豆蔻敛肠止泻;若夜尿频多,加金樱子、覆盆子、益智仁、温肾缩尿;白带多者加芡实、银杏固涩止带。若肾阳虚致脾肾阳虚,且食少腹胀,便溏水肿,四肢倦怠,舌淡胖,脉沉细缓,方用健固汤(人参、茯苓、白术、巴戟天、薏苡仁)加补骨脂、淫羊藿、山药。

3. 阴阳两虚

症状:经断前后头晕耳鸣,腰酸乏力,时而烘热汗出,时而畏寒恶风,月经紊乱。舌质红,苔薄,脉沉细。治法:补肾扶阳,滋肾养血。方药:二仙汤加味(淫羊藿、仙茅、巴戟天、黄柏、知母、当归、龟甲、女贞子)。加减可参照肾阴虚、肾阳虚两型。

4. 肝郁肾虚

症状:经断前后腰膝酸软,精神抑郁,胸胁胀闷、多愁叹息,烦躁,易怒,或无故悲伤，甚则哭笑无常，失眠多梦，烘热汗出，月经紊乱。舌质暗红，苔薄，脉沉弦或弦细。治法：益肾疏肝解郁。方药：左归饮合逍遥散加减（地黄、山药、黄精、当归、白芍、柴胡、茯苓、白术、甘草）。心烦狂躁者，加夏枯草、代赭石、珍珠母、生龙骨清热平肝，镇惊安神。

5. 肾虚血瘀

症状：经断前后腰膝酸软，心烦易怒，易激惹，胸胁胀痛或周身刺痛，潮热汗出，心悸失眠，心中烦热，头晕头痛，月经紊乱。舌质紫暗或有瘀点，苔薄，脉弦涩。治法：益肾化瘀，除烦安神。方药：六味地黄丸合血府逐瘀汤加减（生地、熟地、山药、茯苓、茯神、丹皮、当归、芍药、川芎、牛膝、柴胡、桃仁、红花、甘草）。若失眠，加琥珀以活血散瘀，镇静安神；若焦虑抑郁重，加夜交藤、何首乌以行滞、养血、解郁；若心悸，加丹参、远志以养血和血定志；若心烦，加栀子、淡豆豉解郁除烦。

6. 气血亏虚

症状：经断前后心悸气短或烘热汗出，失眠健忘，神疲乏力，水肿便溏，纳差腹胀，崩漏下血，色淡质稀，或月经过多。舌质淡，苔薄白，脉濡细。治法：益气养血，补益心脾。方药：归脾汤（人参、黄芪、白术、茯神、远志、当归、酸枣仁、龙眼肉、木香、生姜、大枣、炙甘草）。若腰部疼痛，可加补骨脂、杜仲以益肾健脾强腰。

【病后保健】

一、生活调理

（一）适当锻炼

适当运动有利于保持积极、愉快的情绪，有利于形成良好的人际关系，有利于预防疾病。体育锻炼因人而异，贵在坚持，重在适度。运动对预防骨质疏松症和骨关节疾病有重要的意义，并且可以提高人体的平衡性和运动反应能力，同时可增加心肺功能和肌肉的力量，但如果运动方式及力度不当可能引起不良后果。因此，要在医生的指导下，根据个人情况合理制订运动处方，适当运动锻炼，在增加整体运动能力的同时可预防心血管疾病的发生等。

（二）合理安排生活，保持心情舒畅

要保证充足的睡眠。每晚睡眠7～8小时，避免睡得过晚。充足的睡眠既能消除身心疲劳，又能提高免疫力。

多参加社会活动，使精神有所寄托。围绝经期是由中年向老年过渡的阶段，这时人们很快就要从自己从事多年的工作岗位上退下来，难免有一些失落感，导致心理不平衡。此时，应多参加社区组织的集体活动，培养广泛的兴趣爱好，也可结伴旅游，找老朋友谈心，有意识地充实生活内容，开辟生活领域，如旅游、烹调、下棋、跳舞等，使自己永远生活在集体的友爱之中，以养成乐观性格，保持良好的心理状态。

（三）保持和谐的性生活

围绝经期妇女要保持规律和谐的性生活，但要注意避孕。和谐的性生活能够增进夫妻间的情爱，巩固婚姻关系，使家庭和睦；有利于妇女的身心健康。要摒弃“绝经即绝育”的错误认识。出现性冷淡、性欲减退和性交疼痛应及时就医。

（四）定期检查，预防妇科疾病及并发症

围绝经期是妇科肿瘤的好发年龄，应定期体检，接受妇科肿瘤普查。最好每半年至一年定期进行一次一般性体格检查，包括防癌检查，有选择地做内分泌检查，包括阴道涂片及有关实验室检查。

同时要积极防治围绝经期综合征、骨质疏松、心血管疾病等的发生，近年来应用性激素补充疗法起到良好的效果，使生活质量明显提高，所以必要时可进行激素替代治疗。

二、饮食调理

（一）饮食调护

围绝经期妇女不是人人都要“补”，但是由于自身生理条件的改变，在饮食上必须认真注意。首先是更年期女性对糖类代谢的能力较差，降低血脂的能力减弱，而对各种氨基酸的需要量比年轻人高，因此，围绝经期妇女的食谱要低脂肪、低糖、高蛋白质，注意补充富含钙质的食物。

在食物搭配时，蛋白质、脂肪、碳水化合物三种主要产生热量的营养素要比例恰当，即营养素的构成中以碳水化合物（谷类食物）为主，但总的摄入量应较青年人减少 5%～10%。摄入脂肪应以植物脂肪为主，蛋白质以鱼类、蛋类、牛奶、豆制品和瘦肉等优质蛋白质为宜。根据中医学理论，更年期饮食调理应以补肾养血为主而偏于滋补肾阴以收益脑脉、宁心神、强腰膝之效。

1. 糖类（碳水化合物）

碳水化合物是能量的主要来源，许多怕胖的人闻之色变，却不知糖类的热量只有脂肪的一半。建议多吃复合型多糖类，包括淀粉类和膳食纤维。淀粉富含维生素和矿物质，膳食纤维则能帮助消化，预防下消化道癌症，某些类型的膳食纤维还能降低胆固醇及血糖的浓度。

主要来源：米饭、全谷类、甘薯、玉米、生鲜蔬果等。

一定要吃：杂粮饭，高纤维、低热量、易有饱腹感，营养又能维持身材。

尽量少吃：加工的糖、甜食，吃了会使人发胖，增加 B 族维生素的消耗，吃多更容易饿。

2. 蛋白质

蛋白质在组成、修护人体组织上有举足轻重的作用，也是调节新陈代谢的重要物质，体内缺少后会让人暗淡无光。但大部分的动物蛋白质，通常也含有许多脂肪，故不宜过量。每日蛋白质的建议量是每千克体重 1.2～1.5 克，动物性、植物性各占一半是较好的组合。

优质动物性蛋白质来源：低脂奶制品、蛋、瘦肉、深海鱼等。

植物性蛋白质来源：豆类、谷类、坚果等。

一定要吃：黄豆及其制品，由于含丰富异黄酮，功能类似雌激素，可以阻止钙质流失，预防乳腺癌及心血管疾病。

3. 脂肪

包括饱和脂肪酸、多元不饱和脂肪酸及单元不饱和脂肪酸。除了提供热量，脂肪还能保护内脏，修补组织，并携带脂溶性维生素通过消化系统，进入血液。适量的脂肪能使皮肤平滑，肌肉更有弹性，但过多的饱和脂肪则会提高体内胆固醇水平，造成各种慢性病。

动物性来源：牛肉、鱼、全脂牛奶、猪油、牛油等。

植物性来源：植物油、坚果等。

不可不吃：深海鱼，其中富含二十碳五烯酸（EPA）、二十二碳六烯酸（DHA）多元不饱和脂肪酸，能降低体内坏胆固醇水平，保护心血管，活化脑力；鱼油中的 ω-3 脂肪酸则有助于抑制皮肤的炎症反应，调节激素分泌，有相当显著的抗老化作用。

4. 维生素

必须由食物中摄取，所需量不高，但能协助其他营养素的代谢过程，在身体自我修复上扮演重要角色，也是抗老化的重要角色。对中年妇女特别重要的维生素包括：

眼睛亮晶晶——维生素 A：能保护眼睛，使皮肤光滑，改善因老化产生的干燥，有助子宫、阴道等组织的修复。植物中的 β-胡萝卜素能在人体内转换成为维生素 A，具有强大的抗氧化功能，能阻止让皮肤老化的自由基生成。

维生素 A 来源：肝脏、蛋黄、鳗鱼等。

β-胡萝卜素来源：胡萝卜、橘黄色和深绿色蔬果。

天天有活力——B 族维生素：共包括 8 种维生素，是催化体内生理代谢的酵素，促进整体健康，消除疲倦。维生素 B_2、维生素 B_6 能使皮肤毛发有光泽、不易干燥，叶酸和维生素 B_{12} 对红细胞的生成很重要，缺乏会导致贫血。

来源：肝脏、全谷类、酵母、豆类、蛋、牛奶等。

皮肤白嫩嫩——维生素 C：避免脑细胞受到自由基破坏，强化免疫功能，延缓老化；抑制黑色素细胞生成，也是刺激胶原蛋白生成的重要原料。

来源：深绿色蔬菜、番石榴、红黄色水果。

青春不怕老——维生素E:也是强有力的抗氧化剂,能预防老化、皱纹,增加皮肤抵抗力,并有助减轻围绝经期不适和经前症候群。

来源:胚芽、芝麻、坚果种子油等;蛋黄、海鲜、肝脏。

5. 矿物质

功能非常多,包括调节生理功能,增加酵素的活性,帮助皮肤、头发的生成代谢。

钙:围绝经期前后的妇女少了雌激素的保护,骨质流失速度加快,故平时需要多摄取钙质,增强骨骼健康。钙质还有舒缓情绪的作用,围绝经期后妇女每日建议量为1 000~1 500毫克,并同时摄取维生素D,以利于钙质吸收。

主要来源:牛奶、小鱼干、大骨汤、豆腐等。

铁:这个阶段的女性仍难免被贫血困扰,贫血会使人容易疲劳、健忘,还会脸色苍白,气色差,想有红润苹果脸,铁质不可或缺。停经前女性每日建议量为12毫克,停经后妇女则为10毫克。

主要来源:肝脏、红肉、猪血等动物性铁质的吸收率较佳;海藻、豆类、坚果类中也含有铁;富含维生素C的食物,能加强身体对矿物质的吸收。

6. 水分

水的重要性无须多言,体内的代谢、化学作用都需要水的存在,水还能保持皮肤与黏膜的湿润;当发生围绝经期常见的潮热时,通常会消耗水分,喝杯冷开水,也有助缓解不适。

(二)中医食疗

1. 围绝经期妇女宜食的中药和食物

滋肾益阴类:甲鱼、草龟、海参、鱼胶、女贞子、冬虫夏草、生蚝肉、蕤仁肉、蜂王浆等。适用于失眠多梦、头晕耳鸣、眼花、视力减退或偶见潮热汗出、烦躁不宁等症而舌质红,苔薄黄,脉细数者。特别是新鲜蜂王浆还含有促性腺激素样物质和提高身体的免疫功能的作用,最适合雌激素不足的围绝经期妇女,能更好地提高她们的生活质量。

补肾养血类:桑寄生、制首乌、黑芝麻、黑豆、枸杞子、核桃肉、桂圆肉、虾皮等。适用于头晕眼花、腰背酸痛、四肢麻木、夜睡不宁等症而舌质淡,苔薄白,脉沉细弱者。

健脾利水类:山药、芹菜、荠菜、眉豆、花生、绞股蓝、蒜、葱、生姜、燕麦、玉米等。适用于四肢倦怠、尿频尿短、大便稀溏或肢体水肿等症而舌淡胖,苔白,脉细缓者。

活血化瘀类:黑木耳、山楂、丹参、益母草、食醋等。适用于血脂偏高、头痛眩晕、四肢麻木等症而见舌质暗红或有瘀斑,脉弦者。

清热解毒类:绿豆、菊花、黄豆、紫菜、绿茶、海带等。适用于心胸烦闷,眩晕头痛、口干便结,舌红苔黄,脉弦者。

2. 药膳治疗方

(1)枸杞菊花茶

【原料】枸杞 10 克,菊花 2 克,长寿茶 2 克,山楂 2 克。

【制作】以上四味,同放在一个大茶杯内,用沸水冲泡,加盖闷 15 分钟。

【用法】每天当茶饮用,可连冲 3 次。

【功效】适用于围绝经期女性的月经不调、头晕失眠、急躁易怒、烦热口渴等症。

(2)甘麦饮

【原料】小麦 30 克,红枣 10 枚,甘草 10 克。

【制作】水煎即可。

【用法】每日早晚各服 1 次。

【功效】适用于绝经前后伴有潮热出汗、烦躁心悸、忧郁易怒、面色无华者。

(3)大枣银耳汤

【原料】大枣 60 克,银耳 20 克,冰糖适量。

【制作】将大枣洗净,去核;银耳温水泡发,去掉杂质洗净。锅内加适量的水,放入大枣,大火烧开后去掉浮在上面的沫,然后改小火煮 15 分钟,再加入银耳和冰糖煮 5 分钟即可。

【用法】每日 1 剂,连服 15 天。

【功效】适用于围绝经期女性的心悸不安、失眠多梦、潮热盗汗、心烦等症状的调治。

(4)附片鲤鱼汤

【原料】制附片 15 克,鲤鱼 1 尾(重约 500 克)。

【制作】先用清水煎煮附片 2 小时,将鲤鱼收拾干净后再用药汁煮鲤鱼,食时入姜末、葱花、盐、味精等。

【用法】每日 1 剂,连服 15 天。

【功效】适用于围绝经期有头目眩晕,耳鸣腰酸或下肢水肿,喜温恶寒,或白带清冷,小腹冷痛及面色无华等症者。

(5)杞枣汤

【原料】枸杞子、桑葚、红枣各等份。

【制作】水煎服。

【用法】早晚各 1 次。

【功效】适用于围绝经期有头晕目眩、饮食不香、困倦乏力及面色苍白者。

(6)甘麦大枣粥

【原料】大麦、粳米各 50 克,大枣 10 枚,甘草 15 克。

【制作】煎甘草,去渣,后入粳米、大麦及大枣同煮为粥。

【用法】每日 2 次,空腹食用。

【功效】益气安神,宁心美肤。适用于围绝经期女性症见精神恍惚,时常悲伤欲哭,不能自持或失眠、盗汗,舌红少苔,脉细而数者。

(7)小麦黄芪大枣粥

【原料】小麦 100 克,黄芪 20 克,首乌藤 20 克,刺五加 10 克,桑叶 10 克,当归10 克,三七 5 克,大枣 10 粒,冰糖适量。

【制作】将 6 味药放在砂锅内,加水煎成药汁,煎好后倒出约 1 碗。然后,锅内加水,放入洗净的小麦和大枣,大火烧开,改小火煮成粥;粥将熟时,倒入煎好的 6 味药汁,再煮一会儿,放冰糖即可。

【用法】每天早晚当粥服。

【功效】适用于围绝经期女性的失眠多梦、情绪低落以及神经症的调治。

(8)赤豆薏苡仁红枣粥

【原料】赤小豆、薏苡仁、粳米各30克，红枣10枚。

【制作】每日熬粥食之。

【用法】每天早晚当粥服。

【功效】适用于围绝经期综合征症见肢体水肿、皮肤松弛、关节酸痛者。

(9)银耳红枣粥

【原料】白木耳(银耳)10克，红枣5克，银耳100克。

【制作】将白木耳用冷水泡发，洗净待用。将银耳、红枣淘洗干净，加水煮粥，煮至半熟时再加入发好的白木耳。同煮至粥烂熟即可。

【用法】每天早晚当粥服。

【功效】适用于围绝经期综合征症见心烦失眠、乏力贫血者。

(10)玉竹粥

【原料】玉竹20克，粳米50克，冰糖10克。

【制作】将玉竹去须，洗净切碎，加水煎取滚汁去渣，以玉竹汁加水适量与粳米同入砂锅煮成粥，再加冰糖稍煮片刻即成。

【用法】每天早晚当粥服。

【功效】适用于围绝经期综合征症见心悸多汗、虚烦不安者。

(11)生地粥

【原料】生地黄10克，大枣10枚，粳米100克。

【制作】将生地黄洗净切片，大枣洗净去核，粳米淘洗干净；将生地黄、粳米、大枣放入锅内，加水600毫升，将锅置大火烧沸，在用小火煮40分钟即成。

【用法】每天早晚当粥服。

【功效】滋阴清热，宁心安神。

(12)生地黄精粥

【原料】生地、制黄精、粳米各30克。

【制作】先将2味药水煎去渣取汁，用药汁煮粳米粥食之。

【用法】每天当粥服，一日 1 次。

【功效】适用于围绝经期综合征症见头目昏眩、心烦易怒、经血量多、面色晦暗、手足心热等症状者。

(13)合欢花粥

【原料】合欢花(干品)30 克，或鲜品 50 克，粳米 50 克，红糖适量。

【制作】将合欢花、粳米、红糖同放锅内加水 500 毫升，用文火煮至粥熟即可。

【用法】每晚睡前 1 小时空腹温热食用。

【功效】安神解郁，活血悦颜，利水消肿。适用于围绝经期综合征症见易怒忧郁、虚烦不安、健忘失眠等症。

(14)莲子百合粥

【原料】莲子、百合、粳米各 30 克。

【制作】加水适量煮粥。

【用法】每日早晚各服 1 次。

【功效】适用于绝经前后伴有心悸不寐、怔忡健忘、肢体乏力、皮肤粗糙者。

(15)枸杞肉丝冬笋

【原料】枸杞、冬笋各 30 克，瘦猪肉 100 克，猪油、食盐、味精、酱油、淀粉各适量。

【制作】炒锅放入猪油烧热，投入肉丝、笋丝炒至熟，放入其他作料即成。

【用法】用餐佐食，每日 1 次。

【功效】适用于围绝经期综合征症见头目昏眩、心烦易怒、经血量多、面色晦暗、手足心热等症状者。

三、情绪调理

“七情内伤”常为围绝经期综合征的主要病机之一，许多学者提出，如果病前性格过于认真、固执，要强，则围绝经期症状呈现相对更严重，故治疗后虽症状消失，仍要组织进行心理疏导。

（一）心态很重要

女性进入围绝经期后，由于卵巢功能减退，体内雌激素水平下降，多数会出现一些生理或心理上的改变，如失眠、易激动等，症状是否出现和轻重程度可因人而异。有资料表明，约75%的围绝经期妇女会发生轻重不一的不适症状，其中需要治疗的仅占10%～15%。值得一提的是，相当一部分更年期妇女可以没有任何不适，而有症状的更年期妇女大部分也可以通过自身心理的调节和适当的饮食调理来顺利度过这一生理转折期。

围绝经期妇女应该坚持参加工作和社会活动，做一些力所能及的事；已退休的更年期妇女，也应安排一定的时间，参加有益身心的文娱体育活动以愉悦心情，防止心理上的“老化”。如果 发现情绪忧郁、悲观或暴躁、偏激，影响正常生活和工作时，一定要多谈心，倾诉内心的抑郁、疑虑，甚至痛哭呼叫。这些都有助于宣泄不良情绪，必要时也可进行心理咨询和心理治疗，纠正心理不平衡状态。

（二）自我认同

要认识到围绝经期是每一个人都要经历的，是从中年到老年的一个自然过渡阶段。这种生命活动的客观规律无论是男性还是女性都会遇到，而且从临床观察来看，女性比男性更明显。了解了这一特点，进入围绝经期的女性就更应以冷静的态度和平常心去看待围绝经期所遇到的各种生理和心理变化，并认同已经发生改变的自己。

（三）自我宣泄

从中医的角度来讲，喜、怒、忧、思、悲、恐、惊这“七情”是人之常情，属于正常的情绪反映。在生活和工作中，人的情绪总会有起有落，并且会通过某种途径宣泄。事实证明，善于宣泄的人往往身体健康，而不善于宣泄的人往往会对身体造成损伤。进入围绝经期的女性由于精神稳定性差、情感波动大，因此学会自我宣泄尤为重要，建议多跟他人倾诉、交流，并学会制怒、换位思考等。

（四）自我辨病

进入围绝经期的女性身体的衰弱更趋明显，除了肝、脑、肾、脾、胰的重量逐渐下降，女性的生理和心理也可能发生一系列的变化，最常见的有焦躁不安、心烦易怒，或由代谢功能的变化而导致营养失衡，高血压病、肥胖症、骨质疏松症、肿瘤等疾病甚至会在这时乘虚而入。因此，女性应多了解一些围绝经期的保健知识，根据自己的身体状况，及时发现一些隐藏的疾患，早防范、早治疗。

（五）自得其乐

常言道："多一份兴趣，就多一份欢乐。"围绝经期妇女可以在工作和家务之余，培养一些属于自己的活动，如插花、种花、旅游、烹调、跳舞、看书、听音乐、逛商店等。还可多参加各种形式的健身运动，帮助自己改善围绝经期的生活品质，改善睡眠质量，防止身体发胖，提高身体的抵抗力。

四、保健疗法

（一）物理疗法

有些物理仪器对围绝经期综合征某些症状的治疗有辅助作用。如特定电磁波治疗仪及肌电生物反馈仪等，通过物理刺激特殊穴位和区域，达到促进新陈代谢，改善血液循环，调节神经生理、神经内分泌及免疫功能的作用，促使其病后康复。

使用方法：接通电源的开关指示灯，灯亮后，预热 5～10 分钟，然后将治疗仪对准穴位（根据针灸穴位治疗），强度以患者耐受为度。每日 1 次，每次 30～60 分钟，7～10 天为 1 个疗程。可根据不同症状，辨证治疗。

（二）体育疗法

体育锻炼不仅有助于延缓衰老，起到健身、防病、治病的目的，还可起到调节精神、陶冶情操、愉悦身心、丰富生活的作用。但在实际操作过程中，要注意几个原则：①因人而异，从实际出发，每个人都应根据自己的生理特点、身体健康状况及原有临床症状，有目的、有计划地选择和确定锻炼项目和方法。可选择气功、太极拳、太极剑、八段锦、体操等；②循序渐进，持之以恒；③加强医务监督，掌握锻炼的运动量，并要定期检查身体，学会自我监督。

1. 气功健身法

第一步功：开合吐纳采精气。

练法：首先自然站式，双脚平行站立，同肩宽，双膝微宽，双手下垂于体侧，然后双手心向里叠并于脐下，双手轻轻抬起展开，由鼻吸气，双手回原位，口呼气。

第二步功：松形顺气理气机。

练法：首先自然站式（同上）。上肢轻轻抬起，由低渐高，同时吸气，双臂缓慢松降至原处，同时呼气。

第三步功：意导丹田蓄真元。

练法：姿势同前。自然呼吸，空胸下气，气沉丹田，以意导之，排除杂念，思想入静，上肢抬起，至上伸时吸气，吸气毕，两手相对，手心向下，落至胸前时呼气。

第四步功：揉按拍打再调理。

练法：姿势同前，继而在体前相握，十指交叉，相搓使热，然后顺手指方向，一手握摇另一只手，交替做 3 次。继而搓揉脸部、头部、颈部，揉按眼、鼻、耳，轻弹后脑，按耳孔，轻动眼珠，望远后闭目休息片刻。叩齿、搅海、咽津。双手搓揉大椎继而沿经脉循行，揉按胸腹、背腰、大小腿至足，揉双膝，按足三里，搓按涌泉，揉按臂肘，手自上而下，轻快拍打全身一遍。

第五步功：活动肢体动静功。

练法：全身放松，原地踏步，双手自然甩动。

以上五步功可以单独各成一功，也可连起来练，相辅相成，以意守丹田为主。

2. 体操健身法

围绝经期综合征的产生虽与肾虚关系密切，但与其他脏器也有一定关系。下面介绍一套强健五脏的运动。

(1)健脾法：立正姿势，双臂同时向一个方向摇摆。手摆向左侧，头要转向左侧，意念从胸至左足；手摆向右侧，头亦向右，意念从胸至右足，反复做30次。

(2)健肺法：立正姿势，双手掌心向后，俯身擦足3次，再双手掌心向前，俯身擦足3次，反复做10次。

(3)健肾法：站立，两手握拳，紧抵左右腰部。身体向两侧摇摆30次，再以双臂伸直下垂，右手盖于左手上，身体自两侧摇摆30次。

(4)健肝法：站立，两手置于身体两侧。交替下按，意念达到掌心及指尖，各做30次，然后双手置于胸前，手心向里，意随手走，重复做3次。再以双手向身体两侧平推，意想把身体浊气通过手推至体外。

(5)健心法：站立，左手轻握右手背部，置于胸前。沿胸壁移动，向右移时左臂贴胸，向左移时，右臂贴胸，各做10次，然后双臂交替前伸与后甩，各做10次。

(三)针灸调养法

1. 针刺法

肾俞、三阴交、神门、足三里。烦躁易怒者加太冲穴；精神疲乏者加关元穴；心悸、失眠者加内关穴；头晕、耳鸣者加风池、听会穴；五心烦热者加太溪穴；汗出者加合谷、复溜穴。

2. 耳穴压丸法

取卵巢、肾上腺、交感、子宫、神门穴，将中药王不留行籽粘贴在0.5厘米×0.5厘米胶布下。研究证明，耳穴贴压疗法能明显改善女性围绝经期症状；同时使促卵泡生长激素下降，雌二醇水平升高。

(四)外用药浴方

本方根据中医基础理论，结合道家养生理念，选用纯正中药材(当归、川芎、柴胡、栀子、夏枯草、大豆异黄酮等)，经现代先进工艺精制而成。具有补血宁神、平肝潜阳的功效。适用于50岁以上人群长期使用。

五、家庭治疗原则及自我管理

(一)围绝经期保健

围绝经期妇女保健的主要内容有:

(1)合理安排生活,重视蛋白质、维生素及微量元素的摄入,保持心情舒畅,注意锻炼身体。

(2)防治绝经前期月经失调,重视绝经后再现阴道流血。

(3)此时期是妇科肿瘤的好发年龄,应每年进行以防癌为重点的普查普治。

(4)生育能力下降,但仍应避孕直到月经停止12个月以上。已放置宫内节育器,若无不适,可继续使用,亦可采用工具避孕。

(5)为防治围绝经期综合征、骨质疏松症、心血管疾病等的发生,近年应用激素替代疗法效果良好,使女性生活质量明显提高,同时有预防绝经期血脂紊乱、骨质丢失等作用。

(6)补充钙剂,以防骨质疏松。

(7)体内支持组织及韧带松弛,容易发生子宫脱垂及张力性尿失禁,应行肛提肌锻炼,即用力做收缩肛门括约肌的动作,每日3次,每次15分钟。

(二)绝经后妇女保健

绝经后至进入老年期仍有10多年时间,此时期体内雌激素水平进一步下降,出现相应的临床症状,故应做好此期保健工作。

1. 绝经后妇女常见临床表现

常见的临床表现有:①泌尿生殖器官萎缩,阴道干涩,易合并感染,尿频、尿急或尿失禁;②皮肤变薄,弹性下降,易出现皱褶,皮脂腺分泌减少,毛发脱落变细;③体形改变,腹部及臀部增大;④骨质疏松,易发生骨折;⑤冠状动脉粥样硬化性心脏病发生率增高。

2. 绝经后保健

其主要内容有:①生活起居规律,饮食合理,保持心情舒畅,加强身体锻炼；②保持外阴部清洁，预防萎缩的生殖器发生感染；③重视绝经后阴道流血，一旦再现阴道流血，应速到医院检查；④由于体内雌激素水平下降，支持组织及韧带松弛，容易发生子宫脱垂及张力性尿失禁，应进行肛提肌锻炼（用力做收缩肛门的动作），以加强盆底组织的支持力；⑤此时期是妇科肿瘤的好发年龄，应定期行妇科检查及全身检查；⑥加大补钙剂量，以防绝经后骨质疏松；⑦继续行激素替代治疗；⑧绝经后1年取出宫内节育器。

（三）激素替代治疗

针对围绝经期临床症状发生的原因，治疗需补充女性激素，但此时患者尚未绝经，体内雌激素的水平不稳定，雌激素补充的剂量及时间要因人而异。多数医生主张在绝经确定后开始（即停经1年后）使用，原则上是愈早愈好，而且必须在妇产科医师指导下选择性地应用。因此特别强调激素替代治疗的个体化。

（鲍陶陶）